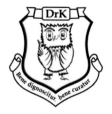

Bene dignoscitur bene curatur

Dr. Konstantin Korotkov

L'Énergie de la santé

la santé

*Comprendre les Principes de
l'Analyse du Champ Energétique*

L'Energie de la santé. Comprendre les Principes de l'Analyse du Champ Energétique

Dr. Konstantin Korotkov

Ce livre décrit les principes et les techniques de l'analyse Bio-Well étapes par étapes, celle-ci permet non seulement de comprendre l'état psycho-physiologique d'une personne, mais aussi d'établir des recommandations pour améliorer la santé et le bien être. La troisième partie du livre constitue un atlas de différents cas avec leur description et interprétation. Tous ces travaux sont basés sur des années de recherches et d'expériences de docteurs et de professionnels de la santé dans différents pays.

Photos par l'auteur
Conception Couverture par Oleg Bazhenov
Mise en page par Anna Korotkova

ISBN-13: 978-1544608273
ISBN-10: 1544608276

CONTENTS

Introduction 7

Partie I. Comprendre Les Principes

Les dangers de la vie moderne.................................... 15

Santé et énergie.. 22

Le concept de champ biologique cellulaire.................. 26

Champs énergétiques, méridiens et chakras................. 28

L'influence des processus mentaux, émotionnels et spirituels sur le champ énergétique 29

Le mystère du corps humain 31

Les quatre piliers de l'analyse Bio-Well 42

Le premier pilier – le système endocrinien 45

Les rythmes circadiens de la vie.................................. 56

Les rythmes circadiens de l'énergie............................. 59

Le second pilier – l'appareil digestif........................... 61

Le troisième pilier – Le système nerveux autonome ... 67

Le quatrième pilier – émotions et stress...................... 75

Le stress – comprendre et contrôler la première cause de décès au monde 75

Ce qu'on nous a dit sur les maladies du cœur est faux.... 83

Apporter des corrections 87

Etape 1. Nettoyer et fortifier l'esprit 90

Etape 2. Nettoyer et régénérer votre corps 93

Etape 3. Equilibrer votre système nerveux autonome... 101

Etape 4. L'appareil digestif... 106

Etape 5. Le système endocrinien................................. 108

Conclusions... 118

Lectures recommandées... 120

Partie II. Que Pouvez-vous Faire avec Votre Appareil Bio-Well

Mesure du champ énergétique humain 123

Etat de bonne santé.. 124

Problèmes de santé... 126

Evaluation du niveau de stress..................................... 127

Etat modifié de conscience... 129

Mesures des chakras 130

Analyse 136

Etat de santé 139

Réserve d'énergie 140

Equilibre.. 140

Energie des organes 141
Doigts.. 141

Les Biorythmes.. 142
Equilibre Yin – yang 143
Différent types de Bio-grames.. 149
Défauts sur les Bio-grammes (stigmates)........................ 154
Les symptômes des Bio-grammes dans les différents secteurs
symptoômes dans different sectoreurs 155
Contrôle des réactions de l'énergie ll'énergie 159
Tests fonctionnels Bio-Well 159
Scan de l'environnement.. 164
Evaluation des paramètres environnementaux à différents endroits
de Moscou 169
09.09.2016 expérience... 176
Mode méditation 179

Tester l'eau 180

Paramètres des Bio-grammes utilisés pour l'analyse 183

Bases scientifiques.. 189

Que mesure l'appareil Bio-Well en termes physiques ?... 192
L'émission peut-elle avoir lieu en l'absence d'un champ électrique ? 192
Que mesure la méthode EPI en termes biophysiques ?... 194
Où est située l'origine du courant électronique dans le corps ?..... 197
Mode Un doig 200
Bio-grammes avec et sans filtre....................................... 200

Appendice... 202

Partie III. Interpretation de Données de l'Analyse Bio-Well 207
Avant de commencer 208
L'analyse Bio-Well.. 210
Evaluation de l'état psychologique 213
Exemples 215
Les gens apparemment   en bonne santé 215
Maladies neurologiques   et psychiques 238
Analyses d'enfants TDAH.. 247
Oncologie 250
Cas de femme souffrant de cancer de la vessie 284
Comparaison de couples 289

Conclusion... 291

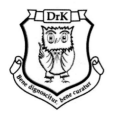

Dr. Konstantin Korotkov

L'ENERGIE DE LA SANTE

PARTIE I.

COMPRENDRE LES

PRINCIPES

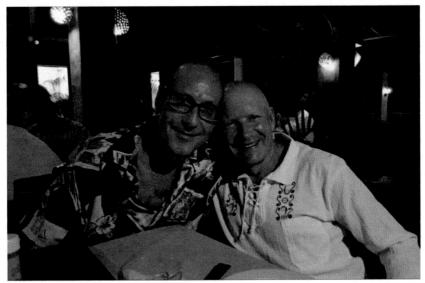

Dr Michael Borkin et Dr Konstantin Korotkov

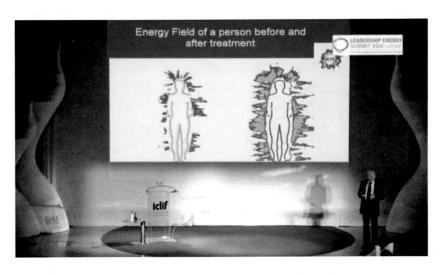

Lors de la conférence internationale

Introduction

*La meilleure façon de vivre sa vie, c'est d'en
faire quelque chose qui vous survivra.*
William James
Philosophe américain 1842-1910

En 1995, notre groupe développa le premier appareil GDV. Nous avons inventé le terme "Technique de Visualisation de la Décharge Gazeuse– GDV" à la fin du siècle dernier alors que nous effectuions des travaux sur l'effet Kirlian. GDV reflète la nature physique des procédés d'enregistrements du rayonnement émis par des objets de nature diverse dans les champs électromagnétiques de grande intensité. Ces dernières années, le terme "Imagerie Electro-Photonique–EPI", plus agréable à l'oreille occidentale , a été introduit . Nous n'avons cessé d'améliorer la qualité de nos gammes d'appareils GDV et c'est dans ce but, que j'ai changé à plusieurs reprises , les équipes avec lesquelles je travaillais sur le développement et la distribution des instruments GDV. Si l'on considère la vitesse avec laquelle les technologies informatiques se développent, nous ne pouvions nqturellement que suivre cette voie. Dans le monde d'aujourd'hui, vous êtes voué à l'échec si vous n'évoluez pas, vos inventions seront remplacées par celles des autres et le public vous oubliera immédiatement.

Nous vivons dans le monde moderne du Cloud où peu de personnes peuvent imaginer leur vie sans téléphone ou internet . Il m'a alors semblé évident que nous devions en faire partie . C'est en comprenant cela que j'ai pu créer l'appareil Bio-Well, qui inclut les meilleurs concepts des appareils GDV tout en permettant un large éventail de nouvelles possibilités.

- Premièrement, le programme Bio-Well nous permet de générer des mises à jour constantes de logiciels, et en un seul clic , de distribuer ces mises à jours à des milliers d' utilisateurs . Nous générons continuellement de nouvelles idées qui se traduisent régulièrement par de nouveaux logiciels. A ce jour, le programme Bio-Well foncionne notamment dans 13 langues, et la liste est en continuelle augmentation.

- Deuxièmement, il offre la possibilité de calibrer les appareils à distance, permettant ainsi que tous les appareils dans le monde possèdent des paramètres équivalents. En ce qui concerne les appareils GDV plus anciens, cela n'était pas toujours possible, et provoquait des enregistrements de mesures incorrects. Mes nombreuses rencontres lors de réunions avec des utilisateurs de GDV m'ont convaincu du besoin de résoudre ce problème dans le futur au lieu de simplement l'ignorer.

- Une autre fonctionnalité du programme est sa capacité à travailler sur n'importe quel système opérationnel :

- Windows, Mac ou Linux. Cela a parfois posé de nombreux problèmes aux développeurs, mais nous les avons tous résolus avec succès. Nous travaillons actuellement à la création d'une version de Bio-Well pour tablettes et téléphones portables qui sera accessible dans un futur proche...

- L'appareil Bio-Well permet de travailler librement sans dépendre d'un seul type d'ordinateur Les utilisateurs peuvent accéder à leurs comptes de partout. Par exemple, les données peuvent être recueillies sur le lieu de travail sous Windows, puis traitées à la maison sous Mac.

- Les résultats peuvent être échangés instantanément entre utilisateurs de Bio-Well. De nombreuses informations fournies dans ce livre se basent sur les résultats obtenus ainsi de nos collègues.

Finalement, l'accès à distance à tous les appareils Bio-Well nous permet d'offrir un support technique et de résoudre les problèmes partout dans le monde. Cependant, votre base de données reste privée, et nous n'avons pas accès à vos données.

Pendant ces années de recherche sur Bio-Well, nous avons acquis une grande expérience de l'interprétation des Bio-grammes due à l'augmentation des possibilités d'échange de données de manière rapide, de même qu'une augmentation considérable du nombre d' utilisateurs en comparaison avec les versions précédentes des appareils GDV. Les docteurs et les spécialistes à différents endroits du globe ont continuellement accès à de nouvelles données cliniques, ce qui favorise les discussions communes. Cette avancée technologique n'a été possible qu'après la mise en place du calibrage à distance via Internet, qui permet l'obtention de données équivalentes.

Tout au long de ce livre, nous faisons références à des exemples qui ont été recueillis grâce aux efforts de spécialistes dans différents pays et je suis reconnaissant à tous ceux qui y ont participés. Des avancées significatives dans la compréhension et l'interprétation ont été réalisées grâce à la contribution du remarquable docteur et scientifique Michael Borkin, un éminent endocrinologue et ostéopathe, riche de 33 années de pratique clinique. Après quelques années de travail actif avec Bio -Well, et grâce à nos discussions fructueuses , il a été possible d'élaborer une nouvelle approche des interprétations des données de Bio-Well. Cela nous a permis de faire une analyse détaillée dans 80% des cas, mettant en évidence la nature du problème, et cela nous a aussi permis d' établir une stratégie efficace d'examens et de traitements à appliquer par la suite.

Il est important de relever deux points essentiels.

Premièrement, l'analyse Bio-Well fait partie de la médecine prédictive. La rôle de cette médecine n'est pas de traiter les symptômes d'un problème médical, mais de prévenir les anomalies à un stage précoce en recommandant les mesures de prévention nécessaires aux patients pour éviter de possibles problèmes. Généralement, cela implique un changement significatif dans le style de vie du patient, la nature de son alimentation, et la pratique d'une activité physique régulière. Tout le monde n'est pas prêt à de tels changements, mais ceux qui suivent les recommandations en ressentent les effets positifs rapidement. Donc, le but de l'analyse Bio-Well n'est pas seulement d'établir un bilan, mais de faire des recommandations qui pourraient aider à améliorer le style de vie et la santé du patient. Deuxièmement, nous insistons sur le fait que l'efficacité de l'analyse ne dépasse pas les 80%, car dans 20%, des cas, l'information reçue ne correspond pas à l'état actuel et ne permet pas de formuler de conclusions. Il s'agit dans ces cas là, de problèmes complexes, comme l'oncologie ou les maladies auto-immunes. Seuls des algorithmes mathématiques compliqués basés sur des données cliniques, nous permettent alors de formuler des conclusions. Par exemple, dans les travaux sous la direction du Dr Ekaterina Yakovleva à l'Université Nationale Russe de Recherche Médicale à Moscou, des méthodes de détection du cancer du colon et de l'hypertension à un stade précoce ont été développées. Dans les deux cas, la sensitivité a été établie à environ 80%. Un tel résultat est considéré comme très bon en médecine . En tant que méthode rare, (sauf pour la coloscopie et la chirurgie ouverte) elle permet un plus grand pourcentage pour obtenir une analyse précise. Donc il ne faut pas s'inquiéter si, dans certains cas, l'analyse Bio-Well ne reflète pas la situation actuelle, la nature humaine est très compliquée et la science moderne ne comprend pas entièrement son fonctionne - ment.

Quand les idées de base des analyses ont été élaborées, je les ai présentées lors de plusieurs séminaires dans différents pays, et elles ont été très bien reçues. Lors d'un atelier, un livre du Dr Michael Galitzer et Larry Trivieri, "Outstanding Health" (AHI Publishing, 2015) m'a été présenté. Dr. Michael Galitzer est un expert   en thérapie énergétique et médecine intégrative reconnu aux Etats-Unis. Pendant 40 ans, Le Docteur Galitzer a exercé la médecine en Californie et a donné des conférences dans le monde entier, présentant son système d'analyse et de traitement basé sur une approche non-médicalisé. J'ai alors été frappé par la ressemblance entre les idées et le style de son livre et mon nouveau système d'analyse de Bio-grammes. Dans le chapitre suivant, j'utilise des données extraites du livre du Dr Galitzer.

Un autre élément important conduisant à la compréhension du corps humain et des principes de son fonctionnement, est un livre du Docteur Leonard A. Wisneski et Lucy Anderson, "The Scientific Basis of Integrative Medicine" (CRC Press, 2004. 2012). Pendant des années, le Dr Wisneski a dirigé le centre médical de Washington, avant de devenir recteur à l'université de Médecine. Il est aujourd'hui l'un des pionniers dans le développement de la médecine   intégrative   aux Etats-Unis. Son livre est une encyclopédie de renseignements   concernant les principes, les méthodes et les appareils de la médecine intégrative. et ses idées sont de plus en plus adoptées par les professionnels de la santé dans le monde entier.

Je voudrais attirer votre attention sur un livre de Sunil Pai, M.D., "An Inflammation Nation" (RocDoc Publications, NM 2015). Il s'agit d'une réflexion détaillée sur de nombreux facteurs en rapport avec la santé basée sur des années d'expérience clinique donnant des recommandations pratiques qui permettent d'atteindre un état de santé optimal. Ce qui est remarquable c'est que toutes ces personnes utilisaient activement Bio-Well dans leur pratique professionnelle.

En même temps, toute personne qui prend soin d'elle-même et de ses proches devrait comprendre les principes qui régissent d'une vie saine. Grâce aux efforts de nombreux experts durant les dernières décennies, les principales idées qui ont été formulées s'intéressent à la meilleure manière de se comporter dans ce monde dangereux, comment être joyeux et énergétique, et comment savoir résoudre les problèmes. Dans notre monde, il y a un nombre croissant de magasins d'alimentation diététique et dans les parcs et les espaces verts du monde entiers, les gens font du sport et du jogging. En Chine, dans la ville de Xi'an, près de notre hôtel, il y avait une zone piétonne avec de belles sculptures urbaines. Chaque matin, nous y voyions des dizaines de personnes, seules ou en groupes, pratiquant le tai chi, le chi gong et des exercices variés. Le soir, (même en semaine!) toutes les places étaient bondées de groupes de danseurs, certains dansaient au rythme de musiques contemporaines, d'autres au rythme d'anciennes mélodies chinoises. Nous fûmes vraiment impression- nés par un grand groupe de personnes âgées, dont certains avaient environ 100 ans, qui tourbillonnaient en couple dans des danses harmonieuses. Il y a donc de nombreux modèles de style de vie saine, et de nombreuses opportunités de mettre ces princi - pes en application.

Les étagères des librairies sont remplies de livres sur le sujet écrits aussi bien par des praticiens que par des gens ordinaires qui suivent avec succès la voie de la santé. Prenez, par exemple, un livre récemment publié par l'actrice et mannequin , Cameron Diaz, "The Body Book," 2014. Elle y partage son expérience personnelle : elle y raconte comment elle a commencé à écouter son corps, apprenant à le comprendre , à l'aimer et à l'aider. Curieusement, malgré ses revenues de multimillionnaire, Cameron mène une vie simple. Elle habite dans un appartement modeste, fait ses courses au magasin du coin, et conduit une voiture d'occasion. Son expérience est donc transposable à nos vies.

Le but de ce livre n'est pas d'offrir une analyse détaillée des interprétations actuelles des bases d'une vie saine. Je ne traite que ce qui concerne la compréhension des principes de l'analyse Bio-Well et mon objectif est de formuler des recommandations pour une vie saine. Nous ne créons pas consciemment de recommandations algorithmiques dans nos programmes, car ce choix devrait toujours dépendre de l'expérience et de l'aptitude de chaque spécialiste. Comprendre les principes généraux de l'analyse sera extrêmement utile.

Ce livre se décompose comme suit. La première partie souhaite présenter les principes de santé et de longévité ainsi que les dangers de la vie moderne connus de l'auteur. La deuxième partie décrit, en résumé, la construction/le fonctionnement du système Bio-Well. La troisième partie est un atlas de différentes maladies ainsi qu'une analyse Bio-Well pour chacune d'entre-elles. Ces informations seront constamment mises à jour grâce aux bénéfices et à la flexibilité qu'offre le système de publication d'Amazon, où il n'est pas nécessaire d'imprimer le livre en entier mais où le contenu peut-être mis à jour régulièrement.

Si, après la lecture de ce livre, vous ne savez toujours pas quoi faire, et si vous voulez connaître les nouveautés du monde Bio-Well, nous vous invitons à assister aux ateliers que nous organisons régulièrement et à notre congrès international annuel, "Science, Information, Esprit," qui a lieu habituellement à Saint-Pétersbourg pendant les Nuits Blanches début juillet, et où se rassemblent des centaines de personnes venues de différents pays. Veuillez visiter **www.sis-congress.com**.

Au revoir! See you! Hasta pronto!
До встречи! A presto! A bientôt!

PARTIE I

Comprendre les Principes

Les Dangers de la Vie Moderne

> *Je tombe vingt pieds dans l'air et je suis fracassé. Je suis un être soumis aux moindres variations climatiques. Quelques degrés au-dessous de zéro, mes oreilles et mes orteils noircissent et se détachent. Quelques degrés au-dessus, des ampoules se forment sur ma peau, qui se recroqueville et se sépare de ma chair à vif. Quelques autres degrés de chaud ou de froid, et la vie et la lumière s'évanouissent de mon être, une goutte de poison injectée dans mon organisme par un serpent, et tout mouvement s'arrête en moi – pour toujours je cesse de remuer. Un éclat de plomb pénètre dans mon crâne, et me voilà définitivement plongé dans la nuit éternelle.*
>
> *Jack London. La croisière du Snark (1911)*

Il est habituel de ne pas s'attarder sur les conditions dans lesquelles nous vivons. Les peuples civilisés ont rarement vécu dans des conditions idéales. Cependant, certaines civilisations ont réussi à créer des conditions de vie satisfaisantes pour leur classe privilégiée. On pense alors immédiatement à la civilisation romaine. Bien sûr, parmi les plus grandes réussites de Rome, nous trouvons des routes bien construites et des viaducs qui transportent l'eau claire des sources de montagne jusqu'aux bains publics. Pourtant, un bain dans chaque maison était un luxe que seul quelques aristocrates pouvaient s'offrir. La majorité de la population, pour ne pas mentionner les esclaves, dépérissaient dans de sombres taudis humides et devaient supporter les eaux usées qui étaient évacuées dans les rues des villes. Dans de nombreuses parties du monde, les voies Romaines ont été conservées jusqu'à nos jours.

Plus tard, la situation s'est aggravée dans toutes les cités médiévales. Les rues étaient couvertes de boues fétides. Les pots de chambre étaient déversés depuis les fenêtres. Les gens se baignaient deux fois dans leur vie, lors de leur baptême et sur leur lit de mort. La croyance voulait que se laver fût dangereux pour la santé. Les vêtements étaient portés pendant des années et les habits de cérémonie étaient hérités de générations en générations. Les habits étaient utilisés essentiellement pour l'apparence. Un accessoire comme le slip n'a été inventé qu'à la fin du XVIIIème siècle, et même à ce moment là, il ne fut adopté que par la haute société. Les sous-vêtements ne sont devenus habituels qu'au milieu du XIXème siècle. Il n'est pas étonnant que l'espérance de vie ne dépassait que rarement 40 ans. Et s'ils atteignaient 60 ans, les gens étaient alors considérés comme vieux. Dans les villages, les menaces telles que pillages, guerres et famines étaient constantes. Une chance que les films historiques ne puissent reproduire les ignobles odeurs médiévales, car qui parmi nous, homme moderne, pourrait les supporter !

Nous sommes habitués à nos bains, nos salles de bains chauffées et notre chauffage central, bien que tous cela ne soit apparu que récemment. L'auteur de ce livre est né au centre de Leningrad, URSSS, dans la rue Pushkin, et toute son enfance il a habité dans un appartement communautaire sans bain et chauffé par une seule cuisinière. Les temps nouveaux et la technologie ont permis à de nombreuses personnes d'oublier les inconvénients et les difficultés du passé mais ils ont généré de nouveaux problèmes.

L'un des principaux problèmes dont nous souffrons est la pollution de l'air. Des centaines de voitures empoissonnent les villes avec leurs gaz d'échappement. Les cheminées de nombreuses usines et centrales contribuent aussi à la pollution de l'air, pour ne pas parler des catastrophes régulièrement provoquées par l'homme qui dégagent des centaines de tonnes de poussières dans les couches supérieures de l'atmosphère d'où elles se répandent sur toute la planète. Dans l'ancien traité indien Ayurveda, il est écrit que la meilleure des eaux tombe du ciel. Si tel est bien le cas, il n'en reste pas moins que même l'eau de pluie peut être maintenant une menace pour nos vies. Qui sait de quelles usines provient ce «joli nuage»... ?

Le niveau de pollution est en relation direct avec la quantité de ions négatifs dans l'air. Vous devez "boire" l'air des montagnes, de la mer, d'une forêt de sapins car l'air y est riche en molécules négatives d'oxygène. Le scientifique russe Alexander Chizhevsky (1897-1964) a démontré par une série d'expériences que la vie n'est pas possible sans ces molécules chargées négativement, la vie n'est pas possible. Vous pouvez, bien sûr, vivre pendant un certain temps mais votre vie sera brève et de mauvaise qualité. La poussière dans l'air est essentiellement capturée par ces complexes moléculaires. De plus, les appareils électriques contribuent à la formation d'ions positifs dans l'air, qui sont aussi nocifs pour la santé.

Un autre problème dans les appartements est l'air sec. Pour une bonne santé, l'humidité devrait être à un niveau de 40-50%. Avec des fenêtres modernes étanches, et particulièrement le chauffage en hiver, l'humidité dans un appartement peut tomber à 10%. Cela est très mauvais, non seulement pour les meubles et les peintures, mais aussi pour la santé. Muqueuses sèches, irritation des yeux et des bronches, et sommeil de mauvaise qualité, voilà quelques unes des conséquences de cette situation. Dans les pays orientaux, les gens ont souvent le problème contraire, humidité de l'air élevée. Ils doivent utiliser la climatisation car ils sont rapidement contaminés par les bactéries et les moisissures.

En général pendant l'inspection d'appartements ou de maisons modernes, nous sommes souvent confrontés au problème du manque de système de ventilation bien organisé. Si le salon reçoit les odeurs de la cuisine (pas toujours si appétissante), la circulation d'air de votre maison est mal organisée. C'est encore pire lorsqu'il y a beaucoup de matière synthétique dans l'appartement. Tapis, moquettes, papier-peints et meubles synthétiques émettent constamment des gaz qui sont nocifs pour la santé. Toutes les recommandations des fabricants qui nous assurent qu'ils sont "absolument inoffensifs pour la santé, même pour celle des bébés " sont frauduleuses et se basent sur des tests intelligemment organisés. Les morts dramatiques par asphyxies lors des incendies sont dues aux matières synthétiques en combustion. Mais même sans prendre feu, les matières synthétiques libèrent des vapeurs en continu, quelquefois plus, quelquefois moins. Cela dépend plutôt de votre chance. Mais dans tous les cas, il ne s'agit jamais du parfum de l'oranger en fleurs ou de l'esprit des êtres bien-aimés. Il s'agit du souffle empoisonné des civilisations modernes, de l'odeur de ses déchets. Donc, dans un espace de vie moderne où les fenêtres sont étanches; où dans la cuisine on fait griller un poisson; où sur le sol il y a un tapis synthétique ; et où la télévision ainsi que l'ordinateur remplissent la pièce d'ions nocifs, Il ne faut pas s'étonner que nos enfants soient toujours malades !

Un autre danger se cache dans l'eau que nous buvons. Depuis toujours, nous savons que l'eau peut être à l'origine de nombreuses maladies. Aujourd'hui, même si nos systèmes de traitement de l'eau fonctionnent parfaitement, ils déversent en même temps du chlore nocif dans notre eau potable. Le chlore (utilisé pour désinfecter), est un terrible poison et si l'eau chlorée est portée à ébullition , les sels solubles sont transformés en composants meurtriers qui s'accumulent lentement dans le foie. Dans les piscines publiques , nos yeux nous brûlent souvent à cause du chlore. Un autre problème est la composition minérale de l'eau et son niveau de pollution. Les Industries semblent décidé- es à en terminer avec l'eau pure, déversements de déchets dans l'eau, accidents de citernes, fuites sous-marines des forages pétrol- iers font régulièrement la une des informations. Et pourtant, bien des cas ne sont même mentionnés dans les journaux ! Dans les pays civilisés, des mesures financières de protection des eaux naturelles ont été adoptées et les amendes encourues pouvaient ruiner une petite entreprise. Les résultats ne se firent pas atten- dre : dans les années 1960, nager dans la Rhin était considéré comme dangereux pour la santé, cependant vous pouviez boire son eau (bien sûr, même l'eau des meilleures rivières doit être filtrée, pour ne pas avaler les nombreuses créaturesmicrobiennes qui y habitent). Là où j'habite, le filtrage est toujours loin d'être une réalité. Au lac Baikal, par exemple, l'usine à papier déverse ses eaux usées sans limite et le réseau de canalisations dans la plupart des villes est encore de mauvaise qualité. Quand vous ouvrez le robinet, le liquide qui en sort est trop souvent de couleur marron. La composition minérale de l'eau dépend fortement du terrain. Par exemple, de l'eau avec du bicarbonate est mauvaise pour les tuyaux et le bétail, mais très bonne pour la santé. Si vous puisez l'eau d'une source naturelle ou d'un puits, vous devriez l'analyser régulièrement, spécialement au printemps. Qui sait quels "trésors" y a laissé la fonte des neiges ?

En général, les déchets sont un grand problème à notre stade de développement. Les Civilisations ont toujours été caractérisées par la quantité de déchets qu' elles génèrent. Pour un archéologue, il n'y a rien de mieux que de pouvoir fouiller dans une pile d'ordures. Notre civilisation a atteint le plus haut niveau de production de déchets. Cla est principalement dû à l'industrie chimi- que qui a appris à fabriquer du polymère qui ne se dégradera pas pendant des centaines d'années. Par conséquent, si vous nagiez dans la mer d'un pays exotique, vous nageriez avec des morceaux de sacs plastiques ou de bouteilles provenant du monde entier, qui flotteraient triomphalement autour de vous.

Il s'agit de terrorisme environnemental. Et tous ces déchets pénètrent lentement nos corps, par l'air, l'eau, par le poisson qui y vit et les animaux qui l'avalent.

Récemment, nous sommes entrés dans une nouvelle ère de disgrâce globale: nous avons souillé l'espace. Les conséquences sont déjà visibles. En 2006, un satellite de communication Express -AM 11 s'est soudainement arrêté de fonctionner, provoquant de sérieuses perturbations sur les systèmes d' émission de télévision et d'internet des régions de l'Est de la Russie. La commission d'expert en a conclut que l'accident avait été provoqué par une "collision avec un corps étranger." Il est probable que ce mystérieux "corps étranger" ait été un débris spatial qui orbite de façon aléatoire autour de la Terre. Et ce n'est que le début de l'ère spatiale...

Finalement, nous avons réalisé le dernier exploit des civilisations de masse : les champs électromagnétiques et la radiation, un facteur environnemental qui n'était pas significatif il y a 20 ans. Personne n'aurait cru à l'époque qu'il aurait été possible que tout en marcant dans la jungle du Venezuela, on puisse parler affaires avec des associés qui ne savent même pas où vous êtes. Le système de télémétrie globale a changé la face de notre civilisation. Nous sommes virtuellement connectés les uns aux autres. Nous pouvons parler avec des personnes à l'autre bout de la planète sans se soucier de l'heure et de la distance. Grâce à la technologie des téléphones portables, il est possible de savoir où vous êtes à tous moments, et même de savoir ce que vous dîtes à un ami. Le monde est devenu transparent. La technologie nous a apporté de nombreux avantages, mais en même temps, de nombreux inconvénients.

Je ne parle pas du coût des communications, mais de leurs conséquences sur notre santé. Il y a de plus en plus de preuves que les champs électromagnétiques (EMF) affectent la santé, bien que cette question soit très difficile à prouver. L'électricité a toujours était là et a toujours été une force dangereuse, portant la colère de Dieu sous la forme d'éclairs et de tonnerres célestes. Il n'y a que récemment que les gens ont maitrisé la puissance de l'électricité et elle est maintenant accessible commodément depuis les prises électriques. Mais même une bête domptée montre les dents de temps en temps. Des centaines de personnes en sont victimes en touchant des câbles par hasard ou sont électrocutées par leur sèche-cheveux qui tombe dans la baignoire. Ce n'est que récemment que nous avons commencé à prendre en compte l'aspect le plus dangereux de l'électricité : l'effet des EMF sur la santé.

Depuis longtemps, les scientifiques ont connaissance des effets négatifs des champs électromagnétiques sur la santé humaine. Mais cette connaissance se limitait aux conséquences des champs puissants émis par les lignes électriques, les transports électriques, les radios puissantes, etc. Par conséquent, la protection des populations dans les pays développés était assurée sur la base des lois et règles sanitaires en vigueur, qui établissaient une distance minimale entre les immeubles d'habitation et les objets fixes émettant un rayonnement, tel que les lignes électriques. En Union Soviétique, ces normes étaient bien plus strictes que dans les pays occidentaux. Nous n'autorisons pas d'activités humaines à proximité des lignes à haute tension, alors que dans bien des pays, cette restriction n'existe pas. Les antennes à haute fréquence des compagnies de télécommunication créent des réseaux denses, qui couvrent la surface du globe, et personne ne se souci de savoir comment elles affectent la santé.

Un jour, je reçus un l'appel d'un ami qui travaille dans un ministère à Moscou. Il m'expliqua que depuis peu, plusieurs de ses employés avaient commencé à se plaindre de maux de tête et se sentaient malade, il me demanda de venir. Une fois à Moscou, j'allai au ministère, et j'y relevai des mesures. L'environnement électro-magnétique y était des centaines de fois plus élevé que la normale. Une heure plus tard, je commençai moi-même à ressentir des vertiges qui disparurent aussitôt que je sortis du bâtiment. Comme il fallait s'y attendre, un câble à haute fréquence avait été récem-ment installé sous la fenêtre de la pièce. Bien évidemment, personne n'avait pensé aux conséquences sur la santé des employés.

Cependant, de nombreuses études de chercheurs dans différents pays (Russie, Allemagne, USA, Suisse et autres) ont démontré qu'il n'y a pas que les lignes électriques et les câbles d'antennes qui soient dangereux pour la santé. Les champs électromagnétiques de faible intensité, dont la puissance est mesurée en fractions de watts, sont dans certains cas aussi dangereux que les radiations haute-tension. Les scientifiques attribuent cela au fait que les champs électromagnétiques de faible intensité interfèrent avec le transfert d'information à l'intérieur du corps humain et avec son énergie interne, qui résulte du fonctionnement de tous les systèmes et organes au niveau cellulaire. De nombreuses études sur les effets biologiques des champs électromagnétiques nous ont permis de définir que les systèmes biologiques les plus sensibles sont les systèmes nerveux, immunitaires, endocriniens et reproductifs. Les effets biologiques des champs électromagnétiques sur une longue période, peuvent conduire à des conséquences à long terme, comme la dégénérescence du système nerveux central, le cancer du sang (leucémie), des tumeurs cérébrales, un désordre hormonal, et bien d'autres...

Les champs électromagnétiques peuvent être particulièrement nocifs pour les enfants et les femmes enceintes (et l'embryon), car le corps du bébé encore en formation présente une sensibilité majeure aux effets de ces champs. D'autres personnes sensibles aux effets des EMF sont celles qui présentent des maladies du système nerveux central, hormonal ou cardiovasculaire, ainsi que les personnes allergiques et qui ont un système immunitaire faible.

Les dangers des téléphones portables n'occupent qu'une seconde place après ceux de la cigarette. De nos jours, l'opinion des docteurs, des groupes de recherches et des compagnies de télécommunication est drastiquement opposée. Cela n'est pas surprenant. Certaines personnes font leur travail tandis que d'autres défendent leur intérêt.

En 2003, des chercheurs britanniques conduisirent des recherches sur un groupe de six milles personnes aimant "chatter" sur leur portable et ils trouvèrent des cas de cancers du cerveau, de maladies du nerf auditif et de cancers de la glande salivaire. Les experts ont déjà essayé de faire interdire l'utilisation des téléphones portables par les enfants dont le corps (principalement le cerveau) est plus vulnérable à certaines maladies comme le cancer , mais leur demande n'a pas été prise en compte par la société.

Il y a un nombre croissant de personnes souffrant d'intolérance aux champs électromagnétiques." Même après une courte période sur l'ordinateur , elles ressentent tous les symptômes allergiques gênants : irritations des yeux, nez qui coule et rougeur de la peau. Mais même en l'absence d'une réaction si sévère, les champs électromagnétiques provoquent souvent des réactions désagréables, telles que : sommeil de mauvaise qualité, nausées matinales, maux de tête, perte d'appétit et détérioration de la digestion, mauvaise humeur et dépression. Bien sûr, ces symptômes ne se développent pas chez tous les individus. Heureusement, ils sont assez rares, et dépendent grandement des paramètres environnementaux. Il est très difficile d'établir un lien entre ces symptômes négatifs et les champs électromagnétiques. L'effet est cumulatif. Les effets négatifs s'accumulent graduellement, et apparaissent généralement lorsque le corps est affaibli par le stress ou la maladie.

La plus dangereuse des menaces pour la santé se trouve dans les micro-ondes des fours à micro-ondes. La fréquence de fonctionnement des rayonnements micro-ondes est 2.45 GHz. Les fours à micro-ondes modernes sont équipés de' une protection complète, qui au début empêche les champs électromagnétiques de s'échapper. Cependant, avec le temps, une partie du champ électromagnétique destiné à la cuisson s'échappe vers l'extérieur, et représente un danger pour la santé. La fuite du rayonnement est plus intense près du côté droit en bas de la porte. De plus, il a été prouvé que la préparation de nourriture au micro-ondes conduit à la formation de radicaux libres, qui sont eux-aussi, très dangereux pour la santé.

Bien sûr, nous pouvons contrôler et arrêter l'utilisation que l'on fait des micro-ondes, mais nous n'avons aucune idée de ce que font les appareils industriels et militaires tout près de chez nous ou de notre lieu de travail. C'est pourquoi il n'est pas inhabituel que les mesures montrent un niveau trop élevé de champs électromagnétiques, ce qui est dangereux pour la santé. Et il n'est possible de le découvrir que par une prise de mesure spécifique utile à ceux d'entre vous qui souhaitent le faire eux-mêmes afin de pouvoir vous fier à votre propre expérience et à vos propres résultats.

Santé et Énergie

Ne soyons pas trop difficiles ; il est préférable
d'avoir de vieux diamants d'occasion que de ne
pas en avoir du tout.
Mark Twain (1835-1910)

Des peuples anciens ont un jour cru qu'une tortue géante supportait 4 piliers qui à leur tour, supportaient la terre plate. Nous souhaitons réintroduire le concept des 4 piliers en tant que support fondamental de notre santé. En utilisant le principe des 4 piliers, dans 80% des situations, vous resterez, ainsi que vos proches, en bonne santé. C'est la base même de l'analyse Bio-Well, qui dans 80% des cas vous donne les indices corrects permettant de comprendre les raisons profondes de vos problèmes de santé et permet le développement de protocoles étape par étape pour aider les patients à améliorer drastiquement leur état.

Mais tout d'abord, voyons ce que nous entendons par santé. L'Organisation Mondiale de la Santé définit la «Santé» comme suit :

La Santé est un état de bien-être physique, mental et social et pas seulement l'absence de maladie ou d'infirmité.

D'un point de vue médical, la santé est basée sur le niveau d'énergie que vous ressentez quotidiennement. Chaque cellule de notre corps est une usine à énergie, produisant de l'énergie dans les mitochondries. Une mauvaise Santé est due à une perte d'énergie au niveau des cellules. La plupart des problèmes de santé dont les gens se plaignent aujourd'hui peuvent être attribués à des troubles fonctionnels de la capacité de leur corps à produire et à utiliser l'énergie. Un manque d'énergie est créé par une lente accumulation de lésions due à la toxicité, à un dérèglement hormonal, à un style de vie, et à un état d'esprit.

Toutes nos réflexions sont liées à la notion d'énergie. Nous utilisons cette notion dans les programmes Bio-Well, et nous insistons sur le fait que tout cela est basé sur la définition classique:

- Énergie, (du Grec "Energeia" – action, activité), est une mesure générale quantitative du mouvement et des interactions de tous types de matière.

- Dans la nature, l'énergie n'émerge pas du néant et ne disparaît pas, elle se transforme simplement d'une forme à une autre. Le concept d'énergie connecte tous les phénomènes de la nature.

- La Nature n'existe qu'en tant que système ouvert qui échange en permanence de l'énergie et des informations avec son environnement. L'organisme humain est un système ouvert connecté à la Terre, au Soleil et à l'Univers.

- La Masse est une forme d'énergie condensée créée pendant le processus de développement qui se transforme à nouveau en énergie après la mort.

Donc l'énergie est le concept de base. Bien d'autres notions physiques, comme le travail, la puissance, la force peuvent en découler. Nous connaissons plusieurs formes d'énergies différentes et nous savons comment elles se transforment. Pour escalader une montagne, votre propre énergi e biologique est dépensée ; en arrivant au sommet vous avez une énergie potentielle extra ; cependan, si vous tombiez d'une falaise l'énergie cinétique serait en jeu.

Tout comme la matière peut se déplacer de différentes manières, il y a aussi différentes formes d'énergie: cinétique et potentielle, mécanique, électromagnétique, nucléaire ect. Ces classements sont en général bien connus. L'énergie chimique est constituée de l'énergie cinétique ou du mouvement des électrons et de l'énergie électrique résultant de l'interaction des électrons entre eux et avec les noyaux atomiques. L'énergie interne est égale à la somme de l'énergie cinétique du mouvement moléculaire autour du centre d'une masse corporelle et des énergies potentielles résultants de l'interaction des molécules entre elles.

La Théorie de la relativité démontre que l'énergie E, du corps, est inévitablement liée à la masse, m, comme dans l'équation $E = mc^2$, où c est la vitesse de la lumière dans le vide. Cela signifie que dans toute quantité de masse, il y a une énorme énergie potentielle. La meilleure des preuves en est la bombe atomique ou nucléaire avec laquelle nous extrayons directement une grande énergie d'une petite masse.

Selon l'état des connaissances actuelles, le principal réservoir d'énergie libre dans les processus biologiques est l'excitation des électrons des systèmes moléculaires complexes. Quand un travail physique ou mental est effectué, les électrons, qui sont distribués dans les structures des protéines, se déplacent au sein de leur espace, et provoquent le processus de phosphorylation oxydative (c' est dire l'apport d'énergie pour les systèmes opérationnels fonctionnant localement). Une partie de l'excitation des électrons est utilisée pour le maintien des ressources d'énergie actuelles dans l'organisme. Une partie peut aussi être réservée pour le futur, comme c'est le cas pour les lasers après absorption d'une impulsion pompe. Des ensembles d'électrons -π excités délocalisés à l' intérieur des macromolécules de protéines sont à la base de ce réservoir d'énergie. À certains moments exigeant de grandes ressources ou un mouvement rapide dans des conditions difficiles, l'organisme fabrique un électron "dépôt d'énergie ", cela est typique par exemple, dans la pratique des sports professionnels. [*Korotkov K., Williams B., et.al. Biophysical Energy Transfer Mechanisms in Living Systems: The Basis of Life Processes. J Altern Compl Medicine, 2004, 10,1,49-57*]. L'excitation des électrons dans des systèmes moléculaires complexes est le réservoir principal de l'énergie libre dans les processus biologiques. Ces états d'excitation sont continuellement maintenus, aux dépens de la circulation des électrons dans la biosphère. Le principal "fluide actif" est l'eau et la source d'énergie est le soleil. En d'autres mots, la notion de

«Transfert d'énergie», caractéristique des idées de la médecine orientale, peut être associée au transport des électrons à l'état excité au travers des complexes moléculaires de protéines.

Chaque corps humain possède de l'énergie et cette énergie peut se transformer d'un état à un autre. Le corps humain possède d'énormes ressources d'énergie, qui peuvent être utilisées lors d'activités physiques, émotionnelles ou mentales. Nous obtenons cette énergie de la nourriture, de l'eau ou de la lumière. Ce sont les principales ressources nécessaires à la vie.

La vie biologique dépend de l'utilisation qu'elle fait de l'énergie des photons du soleil. Cette énergie est convertie en énergie de l'électron par la photosynthèse des plantes. Au travers d'une série de transformations dans les chaînes complexes des molécules albuminoïdes , cette énergie lumineuse est transformée en énergie corporelle. Par conséquent, la vie biologique dépend de l'énergie de la lumière, et les composés organiques servent de substance à la transformation de cette énergie. Les ingrédients de base à toute transformation sont l'eau et l'air.

En conséquence, nous sommes tous enfants du soleil, vivant de la lumière du monde, et nous émettons nous-mêmes de la lumière !

Selon la physique classique, l'énergie de tout système est en perpétuelle transformation et peut prendre n'importe quelle valeur. Selon la théorie quantique, l'énergie des microparticules, dont les mouvements ont lieu dans un espace réduit (par exemple, les électrons dans les atomes), prend une série de valeurs discrètes. Les atomes irradient de l'énergie électromagnétique sous la forme de particules discrètes : les quantums d'énergie ou photons. Nous pouvons dire que la base de toute vie est le Soleil, l'Air et l'Eau et, en principe, cela suffit à maintenir la vie. Il y a des gens, appelés "Mangeurs de soleil", qui ne consomment pas de nourriture, mais ne vivent que de l'énergie de la Nature.

Dans les images Bio-Well (Bio-grammes) nous évaluons l'énergie des photons émise par le sujet.

L'appareil Bio-Well mesure indirectement la densité des électrons dans les systèmes et organes humains, ainsi que le caractère des courants d'électrons excités. Ces densités d'électrons sont la base de l'énergie physiologique. Nous pouvons donc affirmer que l'appareil Bio-Well permet de mesurer l'énergie de réserve potentielle du corps.

L'intercommunication au sein de l'organisme, ainsi que la communication avec son environnement a lieu au niveau des photons et des électrons. Cela est la base de la régulation quantique du système d'homéostasie. C'est un processus dynamique qui change à chaque fraction de seconde. Toute image prise avec Bio-Well peut changer à l'instant suivant selon la stabilité du fonctionnement de l'organisme.

Nous devons évoluer vers une compréhension du monde en tant que processus énergétique dynamique en perpétuelle évolution.

Dans ce livre, j'introduirai plusieurs méthodes permettant l'étude de ces comportements dynamiques.

Le Concept de Champ Biologique Cellulaire

L'ensemble du spectre électromagnétique n'est rien d'autre que les ondes de Maxwell, qui à leur tour sont les lignes de forces de Faraday.
Michio Kaku (Physicien moderne)

Après les premières expériences de Gustav Fechner, il est devenu évident que la psychologie était inextricablement liée à la physiologie, que le corps et l'âme formaient une entité continue et inséparable, un système unifié qui définissait tout être humain en tant qu'individu dans ses interactions sociales, psychologiques et dans sa réalité physique. Quand on accepte l'idée d'un être humain formé d'une structure à plusieurs niveaux, nous comprenons que les parties psychologiques, physiques et physiologiques sont inséparables. Nous pouvons représenter cette connexion par un simple diagramme :

Âme => Cerveau => Système nerveux => Physiologie

ou, en d'autres termes:

Esprit => Conscience => Soma

Ce n'est que quand une personne vit pour son âme, profitant de la compagnie de ses amis et proches, prenant plaisir à ses occupations, qu'elle pourra vraiment apprécier la vie dans toute sa richesse et sa perfection. C'est pourquoi les concepts de spiritualités et de métaphysiques ont inévitablement pénétré la science occidentale et ont généré de profonds débats lors de forums scientifiques professionnels.

"Les Psycho-physiologistes ne devraient pas essayer d'éviter le concept d'âme. L'âme comprend l'intellect et l'esprit, ainsi que la chose la plus importante, l'expérience obtenue des phénomènes du monde qui nous entoure... En d'autres termes, la différence entre un professionnel et un spécialiste réside dans les valeurs éthiques profondes de l'individu." Cette citation a été tirée d'une conférence donnée par V. A. Ponomarenko, docteur en médecine, Professeur et Membre de l'Académie Russe d'Education.

Toutes les expériences du passé soutiennent l'idée que les concepts de spiritualité et de physiologie peuvent être reflétés par l'étude du champ biologique cellulaire. La théorie du champ biologique cellulaire qui a été développée par Alexander Gurvich en 1944 fêtera bientôt son soixante-dixième anniversaire. En adoptant l'usage de ce mot inventé par A.G. Gurvich, nous avons redéfini le concept de champ biologique cellulaire, non pas en tant qu'abstraction métaphysique, mais en tant qu'objet psychophysique mesurable. L'appareil Bio-Well est une des manières d'étudier le champ biologique.

Le champ Biologique Cellulaire d'un organisme a une structure holographique, mais il ne s'agit pas d'une formation constante et rigide, il s'agit plutôt d'un nuage gazeux, vivant et fluide, qui se concentre à un endroit particulier et qui n'est pas limité par des frontières rigides. Le rayonnement autour du corps d'un individu ou d'un de ses organes en particulier, par exemple l'image prise d'un doigt, reste constante et stable pendant un certain temps et donc, deux images prises dans un intervalle court seront quasiment identiques. Maintenant si l'individu commence à penser au déroulement d'une réunion à venir, le rayonnement change : il ondule et une légère ondulation passe au travers de la structure, touchant chacune de ses sections. Ce sont des nuages : lors d'une journée grise, les nuages semblent stables, mais nous pouvons tout de même détecter des changements à l'intérieur de cette stabilité. Par conséquent, l'énergie biologique des êtres humains réagit à l' activité mentale et émotionnelle, et cela peut être utile au diagnostic psycho-physiologique de l'état d'un individu.

De nombreuses publications de scientifiques de différents pays ont montré que l'analyse des images du Champ Energétique permet de rendre compte de l'activité rayonnante du champ biologique de n'importe quel organisme. L'imagerie Bio-Well fournit un bon moyen d'observer les dynamiques de l'état changeant d'un individu durant sa vie ou sous l'influence d'une thérapie. Ces dynamiques reflètent la « respiration » du champ biologique de l'organisme, d'un point de vue à la fois physiologique et psychologique. Les images changent en même temps que les pensées d'une personne. À l'heure actuelle, la méthode Bio-Well est l'une des méthodes les plus sensibles et les plus précises permettant d'évaluer l'état de santé humaine.

Champs énergétiques, Méridiens et Chakras

> *L'univers entier est un réseau dynamique,*
> *composé de types d'énergies inséparables*
> *...Donc, nous ne sommes pas des parties*
> *séparées du tout. Nous sommes un tout.*

Barbara Ann Brennan
dans le Pouvoir bénéfique des mains

Pendant des milliers d'années, la santé et la longévité ont été les sujets de nombreuses recherches dans toutes les civilisations du monde. Tout au long de l'Histoire, des docteurs, des praticiens et des astrologues ont tenté de comprendre et de percer les mystères de la vie et de la mort. Ils ont développé des théories pour expliquer la maladie et la vieillesse, le tempérament et la personnalité. La majorité de leurs conclusions se sont perdus dans les méandres du temps et seuls de faibles échos sont parvenus jusqu'à nous sur des bouts de parchemins. Elles forment les principes de la Terre, de l'énergie des arbres, de l'herbe et des êtres.

Durant l'expédition sur les terres des indiens de la Sierra Nevada en Colombie, quand nous leur avons parlé dans le langage de l´énergie ils nous ont accepté, ils nous ont ouvert leur âme et leur sanctuaire. Quand nous parlons de champs énergétiques, de méridiens et de chakras, nous utilisons donc un langage créé pour notre bien par d'autres civilisations. Ce langage spécial qui se situe à un niveau intuitif, nous permet d'accéder à des idées qui ont été démontrées pendant des milliers d'années.

L'appareil Bio-Well comble le fossé entre la science logique de l'Occident et la science intuitive de l'Orient. Il est maintenant possible de présenter le même phénomène dans différentes langues, dans différents systèmes, et de l'observer à partir de points de vue multiples.

Si les principes de la Médecine Traditionnelle Chinoise vous sont familiers, si vous acceptez les concepts de méridiens, de canaux énergétiques et de champs énergétiques, alors l'instrument de mesure Bio-Well est fait pour vous, surtout depuis que le concept d'électropuncture est déjà bien intégré à la médecine occidentale moderne. De plus, il est possible de se référer à des mesures d'énergie et au potentiel d'énergie d'organes et de systèmes dans n'importe quelle langue. Nous espérons que les données obtenues grâce à l'appareil Bio-Well viennent approfondir ce paradigme, lui apportant de nouveaux contenus et un nouveau vocabulaire pour décrire les nuances les plus subtiles.

L'influence des Processus Mentaux, Émotionnels et Spirituels sur le Champ Énergétique

> *L'âge est une question d'esprit sur la matière. Si cela ne vous trouble pas l'esprit, il n'y a pas matière à s'inquiéter.*
> Mark Twain (1835-1910)

Avec des instruments physiques, nous mesurons des processus physiques, c'est-à-dire des processus du monde matériel. C'est pourquoi nous pouvons seulement mesurer l'influence de la conscience sur les processus physiologiques ou psychologiques. Cette influence est transmise par différents canaux, essentiellement via le diencéphale qui participe activement aux processus de pensée et d'émotion. Le cerveau produit un flot de substances chimiques qui influencent les processus physiologiques ainsi que l'activité des systèmes nerveux central et autonome.

Tout procédé mental, émotionnel et spirituel est immédiatement reflété dans le Champ Energétique Humain. C'est l'une des méthodes les plus sensibles pour évaluer les mécanismes subtils de la conscience humaine.

Pendant de nombreuses années, des chercheurs de différents pays utilisant la Bioéléctrographie ont pris des mesures sur des guérisseurs en Russie, en Allemagne, aux Etats-Unis, et en Slovaquie, des prêtres du Candomblé au Brésil, des shamans au Pérou et en Sibérie et des maîtres chinois de Qi-Gong. Au cours de leur pratique, toutes ces personnes atteignent un état modifié de conscience (EMC) et cette condition est clairement représentée sur les images du Champ Energétique Humain. L'EMC décrit les états spécifiques dans lesquels une personne entre durant la méditation, l'exercice mental, l'extase religieuse ou sous l'influence de drogues psychédéliques ou anesthésiques.

Nous soutenons l'idée selon laquelle la conscience constitue une catégorie de continuum dans un espace-temps différent, qui ne fait pas partie du monde matériel. Les principes qui soutiennent le travail de cartographie de la conscience ont été largement calqués sur le paradigme des mécaniques quantiques. L'analogie est cependant clairement superficielle. Nous sommes encore très loin de comprendre les mécanismes à l'œuvre dans la conscience et nous devons prendre en compte non seulement sa manifestation individuelle mais aussi sa modalité collective. La conscience humaine est un processus d'interaction entre une personne et un champ collectif, c'est là où se forment de nouvelles idées et là où celles-ci retournent pour contribuer à la conscience collective de l'humanité.

Nous avons déjà abandonné l'idée d'un cerveau qui produirait la conscience comme le foie produit la bile. Le cerveau serait plutôt un réceptacle qui réagit aux signaux de ce qui l'entoure, même à ceux du champ collectif. Pour capturer ces signaux, les cheveux se comportent comme des antennes et réagissent au champ externe, puis ils transmettent ces signaux à l'épiderme, en les intensifiant probablement.

Le cœur est un autre organe qui participe aux processus de conscience. Ce n'est pas une simple pompe à sang, mais un organe qui régule le flux de sang et d'oxygène dans toutes les parties du corps humain. Il y a des études qui montrent qu'après une transplantation du cœur, la personne transplantée adopte de nombreux comportements du donneur. Nous pouvons donc en conclure que le cœur possède une mémoire, car il participe aux mécanismes de la conscience.

La science moderne en est seulement au commencement de la recherche sur la conscience. Poursuivant les remarquables travaux de Fechner, Helmholtz, Jung et Freud, d'importantes recherches étudièrent les mécanismes des neurones cérébraux, en utilisant notamment les méthodes modernes de cartographie numérique. Etant donné que nous n'en sommes encore qu'aux balbutiements de la recherche sur la conscience, la chose la plus importante est de collecter des lots de données expérimentales. La méta-analyse permettra dans le futur de connaître de nouveaux concepts et nous mènera à une nouvelle compréhension approfondie du sujet.

Le Mystère du Corps Humain

> *Le corps humain est fait de deux extrémités :*
> *une pour créer et une pour s'asseoir. Parfois,*
> *les gens confondent leurs extrémités.*
> *Theodore Roosevelt (1858-1919)*

Tout au long de l'Histoire des sciences modernes, les scientifiques ont essayé de comprendre les principes qui régissent le fonctionnement du corps humain, pour cela, ils se sont toujours basés sur des concepts existants, comme le paradigme actuel. Du 17e au 19e siècle, le corps humain était comparé à un mécanisme, fonctionnant sur la base des principes newtoniens. Au XXème siècle, les principes biochimiques furent mis en avant dans une certaine mesure grâce aux principes électriques, au XXIème siècle, la tentation est d'attribuer toutes les racines des problèmes de santé à la génétique, mais cette approche n'a pas été prouvée. Enfin, nous avons finalement compris que tous ces principes opèrent simultanément, et qu'ils ont tous la même importance et s'influencent l'un l'autre. Des agents chimiques circulent dans le corps, contrôlés par des signaux électriques, tout en prenant en compte les facteurs génétiques et les conditions environnementales.

Le corps est un système ouvert, échangeant en continu de la matière, de l'énergie et de l'information avec son environnement, qu'il s'agisse d'individus, comme nous-même, ou de l'univers ; Il dépend de l'eau, de l'air et de la nourriture qu'il absorbe ; et comme il a été maintenant établi, il dépend aussi de nombreux types de champs invisibles d'origine naturelle ou artificielle. Il n'est pas possible d'isoler l'homme de son environnement. De la même manière, il n'est pas possible d'analyser le fonctionnement des reins ou de l'estomac, sans prendre en compte l'activité de l'organisme dans son ensemble. Cependant, nous n'avons pas encore étudié l'influence de la conscience et de l'âme sur le corps physique, et nous tarderons encore car les études scientifiques sur ce sujet n'ont que récemment commencé.

Si nous parlons du corps d'un point de vue conceptuel, nous pouvons de manière simplifiée, distinguer trois niveaux de fonctionnement principaux:

-Facteurs externes et éléments affectant l'information
-le circuit de contrôle
-le niveau des systèmes exécutifs.

La liste suivante peut être attribuée aux facteurs externes et éléments affectant l'information:

- Le champ d'informations de l'univers ;
- Le champ d'informations de la conscience humaine ;
- Influence informationnelle réciproque de la société et des gens ;
- Réponses humaines individuelles, émotions et stress ;
- Effets de l'alimentation et de l'eau ;
- Impact des champs naturels et technologiques ;
- Le niveau de traces d'éléments accumulés dans le corps ;
- Pollution chimique et radiation ;
- Virus, bactéries, parasites, vers, champignons, moisissures et autres organismes vivants posant problème ;
- Influence des conditions géophysiques de l'environnement et de l'habitat.

Les effets indiqués sont analysés par le circuit de réponse et de contrôle, qui consiste en trois systèmes principaux :

- Le système nerveux (le cerveau en tant que partie du système nerveux)
- Le système endocrinien et
- Le système immunitaire.

Ces systèmes contrôlent l'ensemble de la physiologie humaine. Ils répondent à toutes les attaques provenant de l'environnement externe et réagissent aux changements des conditions externes, ayant du mal à faire face aux aliments consommés tout en reflétant nos réactions aux émotions et au stress. Et cela continue 24 heures sur 24, sept jours par semaine, année après année. Nous savons que le corps peut fonctionner pendant 100 ans et le nombre de personnes qui atteignent cet âge est en constante augmentation. On parle même d'une augmentation de l'espérance de vie jusqu'à 130– 140 ans, mais cela reste encore du domaine de l'imagination. De plus, la question se pose de savoir s'il est conseillé de vivre aussi longtemps. Vous seriez fatigué après tout... L'essentiel est de rester actif pendant la vieillesse et de ne pas rester allongé comme un légume pendant des dizaines d'années.

Comme dans tout système de contrôle, la triade (nerveux-endocrinien-immunitaire) accumule des erreurs qui affectent le fonctionnement normal ou l'état de santé. Cela arrive principalement quand une personne est sous l'influence de facteurs nocifs sur plusieurs années. Les facteurs nocifs incluent la consommation constante de fast food et de produits chimiques, le travail habituel de nuit ou l'état de stress permanent. Le corps résiste longtemps, mais un jour ou l'autre il succombe. Le rétablissement est possible, mais il requiert de grands efforts.

Quelquefois, pour des raisons inconnues, le système fonctionne mal. Le système immunitaire commence à combattre ses propres cellules, et cela cause un ensemble complexe de maladies auto-immunes. Dans certains cas, cela est dû à la prédisposition génétique, mais la plupart du temps la cause reste un mystère pour la médecine moderne. Celle-ci ne peut que constater l'état des dommages, et essayer d'en bloquer l'évolution par de puissants produits chimiques.

Laissez-moi vous parler de génétique. Décoder le génome fut une des plus grandes avancées de la science, mais l'idée que cela nous permettrait de combattre toutes les maladies ne s'est pas vérifiée. L'idée de convertir la génétique en un commerce lucratif et de déposer des brevets sur les gènes individuels a heureusement échoué. Tout est bien plus compliqué que ce que l'imaginaient les biologistes à la pensée linéaire. Il n'existe pas de gène de vieillesse ou du génie. La situation est bien plus complexe. (Cependant il y a un nombre de gènes qui définissent la prédisposition à certaines maladies, par exemple, le cancer du sein). En résumé, au lieu d'une charge de cavalerie, il a été nécessaire d'organiser une longue bataille.

Aujourd'hui l'attention se tourne vers l'épigénétique — qui étudie les mécanismes d'expression du patrimoine génétique en fonction du contexte. Cela est important non seulement pour connaître les gènes qui se trouvent dans le génome, mais aussi pour savoir s'ils seront activés à un certain moment de la vie. Cela dépend largement du contexte. Une fois acquise, une caractéristique pourra être transmise en héritage. La science, à ce stade, en est arrivée à reconnaître les idées de Jean- Baptiste Lamarck (1744–1829) selon lesquelles les caractères acquis pouvaient être hérités. Cette idée avait été complètement mise aux oubliettes par la pression du Darwinisme. Lamarck avait été l'objet de moquerie puis oublié (bien que l'on trouve sa statue au centre de Paris). Ce n'est que maintenant que nous en revenons finalement à ses idées.

J'aime particulièrement cette analogie du génome : quand une personne naît, tous ses traits de caractères et ses aptitudes sont en bourgeon. Cela ressemble à un meuble dans lequel des boîtes de différentes tailles sont rangées, mais elles sont toutes vides. Il y a une grosse boîte pour les aptitudes musicales et une petite boîte pour les mathématiques, une énorme boîte « penchant pour les langues » et une plus petite pour la couture. Lors du processus de développement, tout dépend de la manière dont vous remplissez ces boîtes. Si un enfant apprenait la musique, cela pourrait donner un incroyable musicien, voyageant dans différents pays, capable de comprendre avec facilité les langues étrangères. Mais si ce même bébé naissait dans une tribu d'Amazonie, ce même potentiel s'exprimerait peut-être dans sa capacité à imiter le chant des oiseaux, à siffler ou à jouer du tambour.

C'est la même chose, avec les autres facteurs génétiques. Dans une famille, l'autisme peut se manifester chez un enfant alors que les deux autres sont en parfaite santé. Par conséquent, le développement de l'enfant dépend totalement des premières années, et c'est pourquoi il est extrêmement important de stimuler et d'enseigner aux enfants pendant leurs premières années. Mowgli et Tarzan sont de beaux contes de fées, mais ils ne pourraient pas avoir lieu en réalité.

Ces trois systèmes de contrôle sont étroitement liés, ils interagissent continuellement, échangent des informations et s'influencent l'un l'autre. Il s'agit un système unifié de contrôle du corps. Sous son contrôle, on trouve les systèmes exécutifs, les principaux sont :

- Le système cardiovasculaire ;
- L'appareil digestif ;
- L'appareil respiratoire ;
- Le système circulatoire ;
- L'appareil locomoteur ;
- Le système excréteur ;
- Le système tégumentaire.

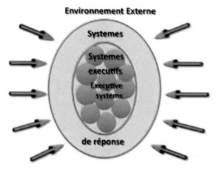

Cette division est très subjective. Dans la littérature, nous trouvons différentes classifications, mais elles ne nous intéressent pas ici. Le plus important pour nous est l'idée des circuits en fonctionnement.

Notre corps est un système unifié interconnecté et interdépendant. Des troubles dans un système affectent immédiatement le fonctionnement de tous les autres et le problème ne peut être réglé que par un travail d'ensemble. Nous pouvons dire que l'idée de base concernant le fonctionnement du corps humain est le maintien de l'homéostasie : l'équilibre de tous les systèmes avec l'environnement. Notre corps possède de grandes capacités de compensation et, dans le cas de la perte d'une fonction, elle peut être remplacée par une autre. Par exemple, la perte d'un rein ou d'un poumon est compensée par le travail de l' organe restant. Récemment, il a été démontré que même les cellules peuvent se régénérer ! En ce qui concerne le cerveau, ce concept est connu sous le nom de plasticité cérébrale, la capacité de différentes parties du cerveau à remplacer les parties endommagées. Par conséquent, avec la thérapie adaptée, une personne pourrait se remettre d'un AVC presque entièrement.

Une autre vision du fonctionnement du corps humain est l'approche orientale, qui fonctionne sur le principe de l'énergie et décrit les mouvements de l'énergie dans le corps humain. Dans la médecine traditionnelle chinoise, cela correspond au principe du Yin et du Yang, qui a un rapport avec l'activité des systèmes nerveux sympathique et parasympathique. L'énergie est transférée par les méridiens, qui se divisent en Yin et en Yang. Les points actifs des méridiens sont les points d'acupuncture par lesquels il est possible d'avoir un effet sur un organe en particulier. Au XXème siècle, il a été découvert que la résistance de la peau sur ces points est considérablement moins importante que sur les régions voisines. Ce fait était totalement inexplicable du point de vue de la science occidentale et cela a permis aux scientifiques occidentaux et aux physiciens de prendre la médecine chinoise plus au sérieux. Le monde scientifique est divisé entre ceux qui ont accepté les principes du mouvement de l'énergie dans le corps et l'utilisent, et ceux qui les renient catégoriquement.

Dans la médecine Ayurvédique indienne, il existe le principe des Chakras, les centres d'énergie qui contrôlent tous les mécanismes du corps, ce qui est assez semblable au principe de régulation végétative.

Nous avons besoin de toutes les visions exposées plus haut pour comprendre comment elles peuvent être appliquées à l'analyse Bio-Well. Je ne me réfère pas au système de visualisation des gaz diffusés (GDV) en général, il y a déjà de nombreuses instructions dans cette méthode, je m'intéresse à la compréhension des principes de nos derniers logiciels. Comme pour toute méthode, l'analyse Bio-Well a des points forts et des faiblesses. Certains aspects du fonctionnement du corps sont illustrés en détail, tandis que d'autres ne sont que signalés, cela est dû au fait que toutes les corrélations entre les secteurs des doigts et les organes et systèmes se basent sur des données empiriques collectées sur deux décennies.

Il s'agit des nombreuses observations cliniques de plusieurs docteurs, soutenues par les données statistiques dans de nombreux domaines. Plusieurs thèses médicales ont défendu l'utilisation de la méthode GDV, et dans chacune d'elles, la nosologie a fait l'objet d'études. Par conséquent, nous avons un nombre important de secteurs liés à l'appareil digestif, au système endocrinien et à la colonne vertébrale, mais peu de secteurs liés aux systèmes nerveux et endocrinien. C'est pourquoi, dans l'analyse qui suit, nous nous centrons principalement sur ces systèmes, qui sont les plus représentés dans l'analyse Bio-Well et qui jouent un rôle majeur pour la santé. Ces systèmes sont connectés et affectent tous les autres systèmes, donc ils reflètent bien l'état de santé. L'analyse conduite ne nous permet pas seulement de déduire des conclusions définitives, mais aussi d'élaborer une stratégie d'action aussi bien en termes de conseils sur le style de vie que sur le traitement à adopter.

L'avantage du système Bio-Well repose non seulement sur sa rapidité et le fait qu'il soit non-invasif, mais aussi sur sa vision holistique de l'individu. Quand nous observons l'état énergétique de tous les principaux organes et que nous pouvons avoir accès au niveau d'anxiété et de stress, dans bien des cas, nous pouvons identifier les causes à l'origine des symptômes. En même temps, cela ne représente que le premier stade de diagnostic de maladies sérieuses et permet de déterminer les tests et méthodes nécessaires pour de plus amples analyses. Par exemple, nous recommandons dans tous les cas une analyse de sang et de salive se centrant sur les hormones, mais si nous constatons des problèmes dans la zone intestinale, il est nécessaire de diriger le patient vers la coloscopie. Bio-Well devrait être la première étape de diagnostic dans les soins de santé.

Dans les prochains chapitres, nous étudierons de près les principes de l'analyse, tout en se rappelant que cela ne nous fournit pas une description complète du corps, ni de toutes les fonctions de l'analyse Bio-Well. Ces représentations viennent en compléments des idées présentées dans nos publications précédentes.

En même temps, nous devons prendre en compte les différents niveaux des fonctions du corps humain et la hiérarchie des réponses aux agressions externes.

Le premier niveau est le niveau quantique: les électrons et les photons procèdent à des échanges dans le corps. Cela représente le niveau le plus sensible qui répond aussi bien aux influences matérielles et informationnelles. Des dérèglements à ce niveau peuvent provoquer une incapacité des mitochondries à générer de l'énergie, et la personne souffrira alors d'un manque d'énergie, alors que tous les paramètres classiques se trouvent dans un écart normal (situation typique de fatigue chronique).

Dans ce cas, lors de la lecture des résultats Bio-Well vous pourrez voir des paramètres pratiquement « idéaux », puisque l'échange d'informations dans le corps est bloqué, mais des tests dynamiques montreraient une baisse d'énergie ainsi qu'une réserve d'énergie basse.

Les appareils quantiques utilisant la lumière et une Extrêmement Haute Fréquence en Gigahertz peuvent avoir un effet positif à ce niveau.

Le niveau suivant est le niveau du Champ Energétique (Biofield). Ce niveau reflète la participation de différentes dimensions du fonctionnement d'un personne : physique, mentale and spirituelle.

C'est là que Bio-Well vous fournira l'information la plus détaillée.

Les appareils utilisant les champs électromagnétiques, magnétiques, et acoustiques, ainsi que la lumière et la musique, sont efficaces à ce niveau. Une combinaison de différents types de traitements aura un effet bénéfique puisque l'organisme pourra choisir la meilleure influence. Des méthodes spécifiques devront être utilisées de manière à influencer les niveaux spirituelles et mentaux d'une personne, et la réaction du Champ Energétique permettra de contrôler les effets du traitement.

Au niveau Chimique, vous verrez un dérèglement des différents agents moléculaires opérant dans le corps humain: les neurotransmetteurs, comme les catécholamines ou les hormones, etc. Cela est très important car tous les niveaux de fonctionnement dépendent de leur production.

La médecine moderne possède de nombreux instruments permettant de détecter les problèmes à ce niveau et la médecine allopathique permet d'influencer les processus chimiques directement. Dans de nombreux cas, sans la prise en compte des niveaux précédents, les traitements modernes ne permettent pas d'éliminer la cause du problème et, peuvent même rendre la maladie chronique.

Quand tous les niveaux précédents sont déréglés depuis longtemps, des symptômes apparaissent. Comme vous le voyez, il s'agit de la dernière étape d'un drame sous-jacent et, à ce point, les gens commencent souvent à en ressentir les effets. C'est généralement à ce moment-là que les gens décident d'aller chez le docteur. Cependant, si nous voulons avoir un traitement efficace, nous devons traiter tous les niveaux simultanément.

En résumé, plus la combinaison des méthodes disponibles employées dans le traitement est variée, meilleurs en sont les résultats.

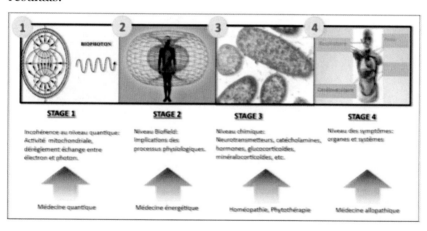

Régulation et Communication

Les animaux dépendent de 2 systèmes pour la régulation

Le système endocrinien

Système des glandes endocrines

Sécrète des messages chimiques directement dans la circulation sanguine
Ces substances se déplacent vers les tissus cibles
Les cellules cibles ont des récepteurs
La réponse est lente et de longue durée

Le système nerveux

Système des neurones

Transmet des signaux « électriques » et
libère des neurotransmetteurs aux tissus cibles
La réponse est rapide et de courte durée

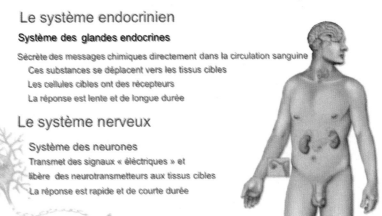

Neurotransmetteurs **Sécrétés par les neurones**
Hormones **Sécrétés** par les glandes endocrines

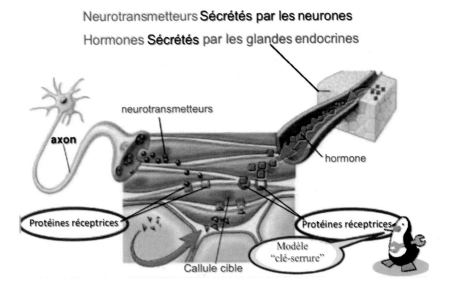

Lien entre les systèmes Nerveux et Endocrinien

Hypothalamus = Centre principal de contrôle nerveux

Reçoit des informations des nerfs sur les conditions internes

Sécrétion d'hormones: il régule la secretion d'hormones de l'hypophyse

L'hypophyse = "Glande maîtresse"

système endocrinien

sécrète un grand nombre d'hormones

"trophiques" qui régulent les autres

glandes du corps

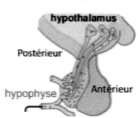

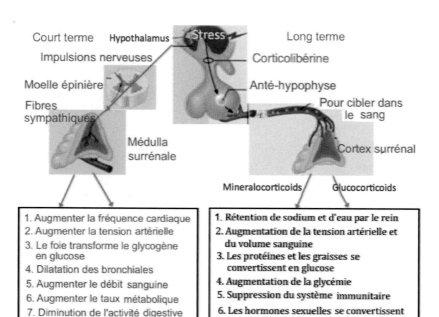

Court terme		Long terme

Court terme
Impulsions nerveuses
Moelle épinière
Fibres sympathiques
Médulla surrénale

Long terme
Corticolibérine
Anté-hypophyse
Pour cibler dans le sang
Cortex surrénal

Mineralocorticoids / Glucocorticoids

1. Augmenter la fréquence cardiaque	1. Rétention de sodium et d'eau par le rein
2. Augmenter la tension artérielle	2. Augmentation de la tension artérielle et du volume sanguine
3. Le foie transforme le glycogène en glucose	3. Les protéines et les graisses se convertissent en glucose
4. Dilatation des bronchiales	4. Augmentation de la glycémie
5. Augmenter le débit sanguine	5. Suppression du système immunitaire
6. Augmenter le taux métabolique	6. Les hormones sexuelles se convertissent en cortisol
7. Diminution de l'activité digestive	

Les Quatre Piliers de L'analyse Bio-Well

*Dans la vie, il ne s'agit pas de se
trouver mais de se créer.*
George Bernard Shaw (1856-1950)

Nous arrivons enfin à la discussion sur les quatre piliers de l'analyse Bio-Well. Ce sera, dorénavant, le principe que nous vous recommanderons de suivre dans votre pratique, aussi bien en ce qui concerne la compréhension de la situation du patient ou client, que la mise en place de stratégies pour leur traitement. Cette approche s'appuie sur de nombreuses années d'expérience de docteurs dans les disciplines holistiques, intégratives, fonctionnelles, et de médecine énergétique. Pour de plus amples informations, je vous renvoie vers leurs livres.

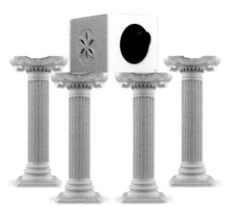

Je ne présenterai ici que les principes de base.

Le premier pilier est le système endocrinien. Comme Michael Borkin l'écrit : "Le système endocrinien est comme une symphonie avec plusieurs glandes qui travaillent seules ou ensemble pour orchestrer les fonctions corporelles. Chaque glande endocrine : thyroïde, pancréas, pinéale, thymus, ovaires, testicules, surrénales, parathyroïde produisent et sécrètent des hormones. Ces messages chimiques sont comme une musique pour le corps, excitant or inhibant plusieurs tissus relatifs au métabolisme, à la croissance et à la reproduction.

Le second pilier est l'appareil digestif. Comme l'écrit Sunil Pai dans son livre *An Inflammation Nation* : «La santé optimale commence dans notre appareil digestif». Si nous poursuivons avec notre analogie du voyage, l'appareil digestif est la Grande Gare de notre corps. C'est là que nous sommes le plus grandement exposés à l'inflammation. Cette interprétation est partagée par les médecines traditionnelles, comme la médecine ayurvédique ou chinoise et par des sciences plus modernes comme la médecine fonctionnelle."

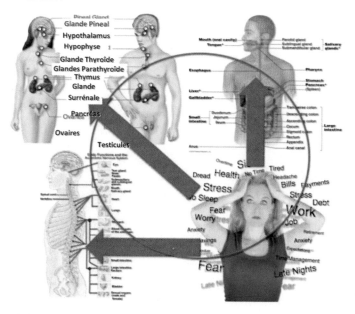

Le troisième pilier est le système nerveux autonome (SNA), divisé en deux composantes sympathique et parasympathique, qui travaillent de manière parfaitement réglée, mais aussi parfaitement opposée. Le système nerveux autonome est un système de contrôle qui travaille essentiellement de manière inconsciente et qui régule les fonctions du corps comme les battements du cœur, la digestion, la fréquence respiratoire, les réflexes de la pupille, la fonction urinaire, et l'excitation sexuelle. Ce système est le premier mécanisme en action lors de la réponse combat-fuite ou figement-dissociation. Un bon fonctionnement du SNA dépend en grande partie de l'état de la colonne vertébrale.

Et le quatrième, mais peut-être le plus important des piliers, est le niveau de stress et d'émotions d'une personne. Ce niveau est comme un chef d'orchestre, qui écoute chaque instrument, chaque mélodie, qui corrige toutes fausses notes et dirige plusieurs musiciens avec leurs différents caractères pour jouer en parfaite harmonie et créer ainsi une belle musique. Si le chef d'orchestre n'est pas suivi, toutes les notes forment un chaos. Je vous recommande de regarder un film classique de Federico Fellini, Répétition d'orchestre (Italien: Prova d'orchestra) où ce processus est présenté visuellement de manière dramatique.

Ces quatre systèmes, ces piliers, sont interconnectés et s'influencent les uns les autres. Ils sont les parties indivisibles du système unifié de l'organisme, et une bonne santé ne peut être atteinte qu'en prenant en compte chacun d'entre eux en tant que part entière. La différence entre la médecine occidentale ou médecine conventionnelle et la médecine intégrative réside dans leur approche du patient. La médecine occidentale reste en première position au monde lorsqu'il s'agit de soigner des maladies dangereuses. Sans la médecine conventionnelle, les gens souffrant de maladies graves seraient morts ne serait-ce qu'il y a une génération, elle a sauvé des millions de vies. Mais en ce qui concerne les maladies chroniques comme les maladies du cœur, le diabète, l'obésité, l'arthrose ou la dépression, la médecine conventionnelle a échoué.

Dans les chapitres suivants, nous étudierons chacun de ces quatre piliers l'un après l'autre. Je vous demande de garder à l'esprit cette image des quatre piliers car elle servira de référence dans nos prochaines discussions sur les cas de Bio-Well.

Vous vous demandez peut-être pourquoi nous n'avons pas mentionné le système cardiovasculaire auparavant : la première cause de mortalité des civilisations modernes. Les explications suivantes nous montreront que la vraie cause de cette maladie ne se trouve pas dans l'état des veines ou les compartiments du cœur, mais dans les 4 piliers de santé. Donc procédons étape par étape.

Le Premier Pilier – Le Système Endocrinien

Dr. Michael Borkin

Le système endocrinien régule les principales fonctions du corps qui requièrent un processus long et continu, comme la reproduction, la croissance et le développement, le métabolisme cellulaire et l'énergie, la glycémie, l'électrolyte et l'eau, ainsi que les mobilisations des défenses du sang face aux facteurs de stress (ces choses qui peuvent épuiser les ressources physiques et mentales du corps). Il se compose de huit glandes différentes situées à des endroits stratégiques du corps :

- les ovaires (chez l'homme les testicules)
- surrénales
- îlots de Langerhans
- thyroïde
- parathyroïde
- pinéale
- hypophyse
- hypothalamus qui fait aussi partie du système nerveux

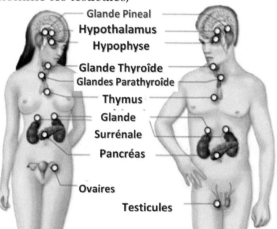

En plus de ces organes principaux, le système comprend de petits regroupements de cellules produisant des hormones dans les parois de l'intestin grêle, du cœur, des reins et de l'estomac. Le système endocrinien développe et commence à fabriquer des hormones à la fin du second trimestre de développement du fœtus.

L'intégration des fonctions du corps chez les êtres humains et autres organismes est effectuée par le système nerveux, le système immunitaire et le système endocrinien. Le système endocrinien se compose d'un grand nombre de tissus qui secrètent leurs substances, appelées hormones endocrines, dans la circulation sanguine. De là, elles sont disséminées dans le corps, régulant le fonctionnement de tissus éloignés et maintenant l'homéostasie. Dans un système distinct mais lié, les glandes exocrines secrètent leurs substances dans des canaux et ensuite vers le milieu extérieur ou dans l'appareil digestif. Habituellement, les hormones endocrines sont considérées comme étant dérivées des acides aminés, des peptides, ou des stérols et agissent à des endroits éloignés de leurs tissus d'origine. Cependant, cette définition devint trouble, après la découverte du fait que les substances secrétées peuvent agir aussi bien à distance (endocrine classique), que près des cellules qui les secrètent (paracrine), ou directement sur les cellules qui les sécrètent (autocrine). Un bon exemple de cette difficulté est la somatomédine (IGF-I) qui se comporte de trois manières : endocrine, paracrine et autocrine.

Dans la hiérarchie des contrôles endocriniens, l'hypothalamus est le PDG, il orchestre les manifestations du reste du système endocrinien. L'hypothalamus contrôle les reflexes automatiques comme les activités du cœur et des muscles lisses, il abrite aussi le "thermostat" du corps et l'horloge biologique et maintient le rythme biologique du cycle éveil-sommeil de 24 heures. La mystérieuse glande pinéale, étant un organe sensible aux photorécepteurs de la rétine elle participe aussi à la régulation des rythmes biologiques. La glande pinéale, qui semble réguler la production des hormones de la fertilité, produit de la mélatonine, l'hormone connue comme l'hormone du sommeil.

L'hypothalamus est aussi responsable du système de réponse au stress, il commande à l'hypophyse de secréter une hormone qui voyage vers les glandes surrénales pour stimuler la sécrétion de cortisol, DHEA et aldostérone. L'hypothalamus commande aussi le cycle menstruel en produisant l'hormone de libération des gonadotrophines hypophysaires (GnRH) qui commande à l'hypophyse de secréter l'hormone folliculo-stimulante (FSH). FSH permet aux ovaires de secréter des estrogènes, hormones sexuelles responsables du développement des tissus mammaires, de l'utérus et des ovaires (et, sous leur forme synthétique TRH, sont associées à un développement excessif des cellules qui conduit au cancer).

Le chef d'orchestre du système endocrinien est l'hypophyse antérieure, nichée à la base du cerveau. L'hypothalamus envoie à l'hypophyse des hormones spéciales appelées les libérines, lui indiquant comment réguler les autres glandes endocrines. La glande pituitaire guide alors les autres glandes du corps et sécrète la prolactine, hormone de lactation et de croissance.

Chaque glande endocrine joue un rôle différent sur votre corps. Comme leurs actions se chevauchent, elles s'affectent les unes aux autres. Lorsqu'une glande est trop ou insuffisamment active, les autres glandes en ressentent les effets. C'est la même chose pour vous. Lorsqu'une partie de votre système endocrinien est malade, vous aussi. La fatigue est le premier symptôme que de nombreux troubles ont en commun. Si vous vous sentez très fatigué, allez voir votre docteur. Une fois que vous aurez découvert les raisons de votre fatigue, en relation ou non avec le système endocrinien, il existe de nombreux remèdes naturels que vous pourrez essayer sous la surveillance d'un professionnel.

Les hormones sont normalement présentes dans le plasma et le tissu interstitiel à une concentration de l'ordre de 10^{-7} M à 10^{-10} M. A cause de ce faible taux de concentration physiologique, les protéines réceptrices sensorielles se sont développées dans les tissus cibles dans le but de ressentir la présence de signaux même les plus faibles. De plus, des mécanismes de rétrocontrôles systémiques se sont mis en place pour réguler la production d'hormones endocrines.

Une fois l'hormone sécrétée par le tissu endocrinien, elle s'attache normalement à une protéine de transport membranaire, l'ensemble étant alors disséminé vers des tissus éloignés. Les protéines de transport membranaire existent pour tous types d'hormones endocrines. Les protéines de transport des hormones peptides inhibent la destruction hormonale par les protéases du plasma. Les protéines de transport des hormones stéroïdiennes et thyroïdiennes permettent à ces mêmes substances hydrophobes d'être présentes dans le plasma à des concentrations plusieurs centaines de fois plus importantes que leur solubilité dans l'eau ne leur permettrait.

Le système endocrinien est responsable de l'homéostasie, la capacité du corps à maintenir des conditions internes stables, comme la température du corps, indépendamment des conditions externes changeantes. L'équilibre est essentiel à tout processus de vie. Le corps fonctionne dans des conditions très spécifiques. S'il est obligé de fonctionner en dehors de ces conditions, cela peut conduire à des conséquences négatives, voire à la mort. Le système endocrinien contrôle aussi les mécanismes de reproduction, de métabolisme, de croissance et de développement.

Quand une personne subit un stress chronique ou de longue durée, l'hypothalamus déclenche immédiatement une surproduction d'hormones stéroïdiennes (particulièrement le cortisol et la DHEA). Cela conduit éventuellement à une insuffisance surrénalienne, un état dans lequel les surrénales épuisées ne répondent plus correctement. Pendant les périodes de stress ou en cas d'hyperactivité chronique des surrénales, la progestérone peut se transformer en cortisol, l'hormone du stress.

L'un des dysfonctionnements les plus nocifs est la production excessive de cortisol qui provoque, entre autres problèmes sérieux, un besoin accru des os en calcium, conduisant à l'ostéoporose, ou à une perte de densité osseuse. Chez une personne ayant une réponse au stress saine, les niveaux excessifs de cortisol sont automatiquement amortis. Le stress en continu détruit cette boucle de rétrocontrôle.

Un déséquilibre hormonal met en danger non seulement la santé physique mais aussi la santé psychologique, provoquant des problèmes allant de la dépression aux troubles paniques. Une des manières dont le corps essaie de compenser ces déséquilibres produits et augmentés par le stress, est de déclencher une surproduction des hormones principales. Une autre manière est en transformant les hormones sexuelles en hormones du stress et donc en conséquence, en diminuant les fonctions reproductives et le plaisir sexuel.

Il est bon de connaître ces interdépendances entre les hormones, car cela permet d'avoir une vision d'ensemble et de comprendre que les problèmes habituellement associés avec la menstruation ou la ménopause sont en réalité des indicateurs de déséquilibre endocrinien. Pour de nombreuses femmes, l'étape suivante dans la compréhension pourrait être d'observer sa digestion, comme un syndrome potentiel de malabsorption ou d'allergie alimentaire, et de se tourner vers une stratégie de compléments alimentaires (voir plus loin) qui aiderait à restaurer et à maintenir un équilibre hormonal.

Une des plus grandes raisons pour lesquelles le déséquilibre hormonal reste encore incompris, est que la médecine "moderne" ignore la façon dont le corps réagit à son environnement. Vous devez comprendre que les réactions du corps n'ont presque pas changé en 50000 ans. Nous continuons de réagir à notre environnement avec un mécanisme des plus primitifs : le mécanisme de "combat-fuite ", la libération d'adrénaline ou autres hormones du stress. La réponse au stress, qui démarre dans l'hypothalamus et l'hypophyse et qui est régulée par les glandes surrénales, est responsable du fait que l'énergie et les ressources sont prises des organes reproducteurs quand nous souffrons de stress chronique ou sévère, er rediriger vers les muscles et les organes nécessaires à la survie. Ce réacheminement est possible car la survie vient en première place sur la liste de priorités du corps et la reproduction en dernière place.

Le système reproducteur est le seul système du corps dont les fonctions sont biologiquement remplaçables. En prenant cela en compte, nous comprenons que la capacité à se reproduire est un privilège accordé par le corps, et non un droit. La fertilité, ou la capacité à ovuler d'une femme est en conséquence un bon indicateur de son état de santé général.

La réponse combat-fuite peut sauver une vie mais aussi être nocive. Dans un environnement moderne, de nombreuses choses, allant de l'allergie à un accident de voiture, peuvent provoquer cette réaction. Dans la vie de tous les jours, il y a de nombreuses sources de stress, qu'elles soient manifestes ou cachées. La plupart du temps, notre réaction au stress se termine sans réel "combat" ou action physique, comme cela aurait été certainement le cas pour nos ancêtres. L'un des plus grands problèmes, dans ce cas est que l'adrénaline, contrairement à la plupart des hormones, n'a pas d'enzyme de régulation pour l'inhiber. Une fois sécrétée, elle doit être utilisée ou elle restera active. En conséquence, nous restons dans un état d'hyperactivité avec des niveaux anormaux d'adrénaline ou de cortisol, la principale hormone de combat-fuite. Des dérèglements d'autres niveaux hormonaux apparaissent, comme celui de l'hormone glucagon pancréatique. Si l'hyperactivité persiste, il devient difficile de retourner à un état de calme et de provoquer un retour à la normale.

Les glandes surrénales sont au cœur du système de réponse au stress. Elles produisent environ 40 hormones responsables de nombreuses fonctions du corps. Deux de leurs hormones les plus importantes (adrénaline et cortisol) sont responsables de la réponse combat-fuite. L'adrénaline fournit l'énergie en situation de crise. Le cortisol y participe puis continue à travailler pendant des heures. Une analogie serait le tir d'un pistolet : la détente en est l'adrénaline, le projectile qui continue jusqu'à atteindre la cible en est le cortisol. Les deux sont inséparables et extrêmement nocives quand mal employées.

Si le stress continue sur une longue période, le corps s'adapte à l'hyperactivité des surrénales, en perpétuel mode combat-fuite. Cela s'appelle l'inadaptation, un processus pendant lesquelles les organes du système endocrinien commencent à ne plus fonctionner. Ce processus arrive éventuellement au point où les surrénales sont épuisées et le niveau de cortisol s'effondre. Un exemple de ce qui peut arriver en conséquence de l'épuisement des surrénales est la fibromyalgie, une maladie qui peut survenir quand la protection bénéfique d'un niveau normal de cortisol n'existe plus.

Les surrénales sont normalement les premières fonctions endocrines à ne plus fonctionner, viennent ensuite les parties du pancréas qui produisent l'insuline, la thyroïde, les ovaires, la parathyroïde, la glande pinéale, l'hypophyse et finalement, le lien vers le système nerveux autonome, l'hypothalamus. Le thymus qui produit des cellules de défenses immunitaires, est aussi affecté par le processus de dysfonctionnement du système endocrinien. Chacune de ces glandes contrôle des fonctions spécifiques, et au fur à mesure qu'elles s'arrêtent de fonctionner, de nouveaux symptômes apparaissent. Les symptômes sont subtils dans un premier temps. Puis au fil des années, le corps souffre de plus en plus d'un déficit, les symptômes augmentent et empirent.

Plus il y a de stress, pire est le problème hormonal. Quand le système endocrinien est sévèrement déréglé, l'hypothalamus souffre. Si la production de corticolibérine (CRH) est sévèrement affectée, les symptômes peuvent devenir invalidants. Parce que la CRH contrôle la peur, en stimulant la sécrétion des surrénales, un niveau anormal de CRH peut rendre difficile l'activité quotidienne ou même empêcher de sortir de chez soi. La réponse de peur à son tour aggrave les problèmes hormonaux en épuisant les glandes surrénales, qui répondent en transformant plus d'hormones sexuelles en hormones de stress et en devenant inadaptées. C'est un cercle vicieux.

Symptômes de dérèglement des glandes surrénales.

1. Symptômes d'une hypoglycémie
2. Constipation
3. Faible tolérance au sport
4. Irritabilité / dépression ou sautes d'humeurs
5. Poches sous les yeux
6. Etourdissement en se levant
7. Manque de rapidité mentale
8. Faible réponse immunitaire /s'enrhume facilement quand le temps change
9. Sensible au fumées, à la pollution, aux produits chimiques.
10. Œdème / rétention d'eau
11. Yeux sensibles à la lumière
12. Se sent faible et tremblant
13. Fatigue chronique
14. Palpitations / tension haute ou basse
15. Ongles cassants, striés / cheveux cassants
16. Douleurs aux articulations / tendance à l'arthrose
17. Augmentation de la transpiration
18. Problèmes de circulation sanguine
19. Symptômes de troubles rénaux (œdème)/Envie de sel
20. Tâches brunes / peau devenant marron
21. Allergies / alimentation ou air
22. Epuisement : musculaire ou nerveux.

La glande thyroïde est aussi affectée par le stress chronique. Les fonctions de cette glande incluent la régulation du métabolisme du calcium et de la glycolyse, la dégradation du glucose et sa transformation en énergie pour le corps. Dans des conditions normales, la réponse combat-fuite induit la thyroïde à augmenter la dégradation du glucose. Cependant dans des conditions de stress chronique, la thyroïde est continuellement hyper-activée, et éventuellement son activité baisse. Le fonctionnement de la thyroïde est aussi interrompu par un excès d'œstrogènes, mais cela peut être évité par un niveau adéquat de progestérone.

Avec l'analyse Bio-Well, nous pouvons souvent observer ces troubles dans la zone de la thyroïde. Il s'agit d'un symptôme habituel mais dans la plupart des cas, la raison en est une insuffisance surrénale. Donc, si nous observons une irrégularité dans la zone de la thyroïde, nous devrons vérifier l'équilibre hormonal dans son ensemble.

L'hyperthyroïdie (hyper-fonctionnement de la glande thyroïde) et particulièrement l'hypothyroïdie (production insuffisante d'hormones) sont devenues des phénomènes communs. Les symptômes classiques de l'hypothyroïdie comprennent la paresse, la fatigue matinale, des problèmes de température et de menstruation, dont l'oligoménorrhée.

Les glandes hormonales comme les surrénales peuvent provoquer certains de ces symptômes et d'autres, comme les envies de sucre, la prise de poids, les allergies, les palpitations, l'insomnie, la dépression, la fatigue, des trous de mémoire, des pensées confuses, des maux de tête, de la nervosité, une incapacité à se concentrer, des infections récurrentes et une intolérance au glucose.

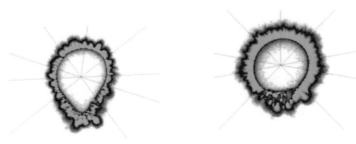

Bio-grams typiques de dérèglement de la thyroïde

La Connexion Immunitaire Intestins-Thyroïde

Une fonction importante des intestins est d'abriter 70% des tissus Immunitaires du corps. Cette partie du système immunitaire est généralement appelée GALT, ou tissu lymphoïde du tube digestif. Le GALT comprend plusieurs types de tissus lymphoïdes qui abritent les cellules immunitaires, comme les lymphocytes T et B qui attaquent et produisent des anticorps contre les antigènes ; ces molécules que le système immunitaire perçoit comme des menaces potentielles.

Des problèmes surviennent quand ces deux fonctions de l'intestin sont en danger. Quand la barrière intestinale devient perméable, (c.-à-d. "Syndrome de l'intestin perméable"), de grosses molécules, pénètrent dans le système sanguin. Comme ces protéines ne devraient pas sortir de l'intestin, le corps produit une réaction immunitaire et les attaque. Des recherches montrent que ces attaques jouent un rôle dans le développement des maladies auto-immunes, telle la maladie d'Hashimoto.

Nous savons aussi que les hormones thyroïdiennes influencent grandement les jonctions serrées de l'estomac et de l'intestin grêle. Ces jonctions serrées sont des parties voisines de deux cellules dont les membranes sont collées l'une à l'autre pour former la barrière impénétrable de l'intestin. Il a été prouvé que T3 et T4 protègent le revêtement de la muqueuse intestinale contre la formation d'ulcère due au stress.

De la même manière, la thyroïde secrète les hormones (TRH) et les thyréostimulines (TSH) qui influencent le développement du GALT. T4 évite qu'il y ait trop de lymphocytes intra-épithéliaux de l'intestin (LIE) et à son tour provoque une inflammation de l'intestin.

Une des fonctions peu connues des bactéries de l'intestin est de transformer les formes inactives de T4 en des formes actives d'hormones thyroïdiennes T3. Environ 20% des T4 sont transformés en T3 dans l'appareil digestif, sous la forme de T3 sulfate (T3S) et acide triiodothyroacétique (T3AC). La conversion de T3S et T3AC en T3 actives requiert une enzyme appelée sulfatase.

D'où vient la sulfatase de l'intestin? Vous avez deviné : la bactérie des intestins en bonne santé. La dysbiose intestinale, un déséquilibre entre bactéries pathogènes et bénéfiques dans l'intestin, réduit considérablement cette conversion. C'est la raison pour laquelle les gens qui souffrent d'un mauvais fonctionnement intestinal peuvent ressentir les symptômes de la thyroïde, mais avoir des résultats d'analyses corrects.

L'inflammation des intestins réduit aussi T3 en augmentant le cortisol. Le cortisol diminue les niveaux de T3 actives en augmentant ceux de T3 inactives.

Des recherches montrent aussi que les cellules des membranes externes des bactéries intestinales appelées LPS affectent négativement le métabolisme de la thyroïde de plusieurs manières:

- Diminuant le niveau d'hormones thyroïdiennes ;
- Désactivant les sites des récepteurs d'hormones thyroïdiennes ;
- Augmentant la quantité de T3 inactives ;
- Diminuant TSH, et
- Promouvant les maladies auto-immunes de la thyroïde. (ATS).

La constipation peut empêcher l'évacuation des hormones et provoquer une augmentation des œstrogènes, ce qui à son tour augmente les niveaux de globuline liant la thyroxine (TBG) et abaissent la quantité d'hormones thyroïdiennes libres disponibles dans le corps. D'un autre côté, un fonctionnement lent de la thyroïde ralentit le transit, causant constipation et augmentant l'inflammation, la malabsorption et les infections.

Finalement, une vésicule biliaire paresseuse interfère avec la désintoxication du foie et empêche le corps d'éliminer les hormones, et l'hypothyroïdie gêne le fonctionnement de la vésicule biliaire en en réduisant la production de bile.

Toutes ces connexions montrent clairement qu'il n'est pas possible d'avoir des intestins en bonne santé si la glande thyroïde ne l'est pas, et qu'il n'est pas possible d'avoir une glande thyroïde en bonne santé si les intestins ne le sont pas. Pour rétablir un bon fonctionnement de l'axe Thyroïde-Intestins, les deux devraient être soignés en même temps.

La guérison des intestins est un sujet très vaste qui ne peut être traité en quelques lignes. Mais la première étape est toujours de rechercher les causes du mauvais fonctionnement des intestins. Une thyroïde faible est toujours une cause possible, mais souvent une infection, une dysbiose, une intolérance alimentaire (particulièrement au gluten), le stress et d'autres facteurs jouent un rôle encore plus significatif. La deuxième étape est de prendre en considération tous les facteurs et d'éliminer les facteurs déclenchant. La troisième étape est de restaurer l'intégrité de la barrière intestinale. Soigner les intestins est souvent la première et la plus importante des étapes.

Les Rythmes Circadiens de la vie

> *Vous êtes ici seulement pour une courte période. Ne vous pressez pas, ne vous inquiétez pas. Et n'oubliez pas de sentir les fleurs le long du chemin.*
> *Walter Hagen*
> *golfeur professionnel américain (1892-1969)*

Chaque jour, les êtres humains subissent des rythmes physiologiques et comportementaux, presque toutes les fonctions du corps subissent des variations importantes ; le sommeil, la température du corps, la concentration de cortisol et d'hormones de croissance dans le plasma et l'excrétion urinaire de potassium. Ces rythmes circadiens sont produits par des mécanismes endogènes que l'on appelle des horloges circadiennes qui coordonnent et orchestrent les rythmes moléculaires et physiologiques qui subissent des variations de l'environnement.

Le système nerveux autonome et les signaux endocriniens sont les principaux modérateurs de ces rythmicités internes.

L'"horloge centrale' de notre cerveau, appelée le "noyau suprachiasmatique," contrôle nos rythmes circadiens. Il utilise des signaux, comme le jour et la nuit, pour savoir quand sécréter certaines hormones et neurotransmetteurs qui nous indiquent quand nous réveiller et être actif ou quand aller dormir. Depuis la nuit des temps, les gens se sont réveillés avec la lumière du jour et sont allés se coucher avec l'arrivée de la nuit. Nous sommes génétiquement programmés pour opérer de cette manière. Nous sommes actifs la journée et fatigués la nuit.

Plus la journée avance, plus la température de notre corps augmente, elle commence basse, puis elle commence à monter en même temps que l'adrénaline, la sérotonine et le métabolisme dans son ensemble. A midi, elle atteint un pic. Plus tard, dans l'après-midi, l'horloge biologique réduit la sécrétion d'hormones énergétiques. La température commence à retomber, le métabolisme se ralentit, et nous commençons à nous relaxer. Alors que la soirée avance et les lumières s'affaiblissent, l'horloge biologique commande à la glande pinéale de convertir la sérotonine en mélatonine et nous devenons léthargiques. Plus la mélatonine et les autres hormones du sommeil augmentent, plus notre température baisse, et nous commençons à penser à aller nous coucher, il devient difficile de rester éveillé. C'est le meilleur moment pour s'endormir. La température du corps continue à baisser alors que la mélatonine est libérée dans le système sanguin. Nous nous endormons et nous rêvons.

La mélatonine continue à être secrétée jusqu'à ce que notre horloge biologique perçoive une augmentation graduelle de la lumière. Alors que l'aube approche, la production de mélatonine s'arrête et le corps entre alors dans un nouveau cycle actif, sécrétant le cortisol. Avec l'augmentation de la lumière du soleil, l'horloge biologique commence à produire de l'adrénaline et de la sérotonine. Et un nouveau jour commence.

Le cortisol est une hormone stéroïdienne essentielle, sécrétée par la glande surrénale et, comme beaucoup d'autres processus physiologiques du corps, elle a un rythme circadien. Les individus normaux, sans maladies de l'axe hypothalo–hypophyso–surrénalien (HPA), à minuit, ont un niveau de cortisol très faible ou indétectable, qui s'accumule tout au long de la nuit pour atteindre un pic au réveil. Le niveau de cortisol diminue alors le long de la journée.

Taux de cortisol salivaire, nmol/L

Cortisol 8:00	5.50 — 24.80
Cortisol 12:00	3.80 — 13.20
Cortisol 16:00	2.20 — 9.40
Cortisol 20:00	1.60 — 4.40
Cortisol 24:00	0.80 — 3.30
Cortisol 4:00	1.10 — 9.40

Ces données montrent la mesure standard de cortisol et ne fournissent pas d'indices sur la situation actuelle car l'écart de paramètres est très large. Ce n'est pas la mesure de cortisol à un moment précis qui est importante mais sa variation tout au long de la journée.

Le rythme circadien est important pour la santé. Quand vos rythmes circadiens sont correctement réglés, vous dormez bien, vous êtes énergique le matin, et votre énergie reste constante tout au long de la journée jusqu'à ce qu'elle commence à diminuer à la fin de la journée... et cela réduit vos risques de maladies chroniques ! Le cycle jour-nuit est le signal le plus important pour votre horloge circadienne. Cela veut dire que l'un des meilleurs moyens d'ajuster votre horloge circadienne est de s'exposer à la lumière (idéalement du soleil) pendant la journée, et d'être dans l'obscurité la nuit. En effet, l'exposition au soleil est certainement la chose la plus importante que vous pouvez faire pour soutenir la production normale de mélatonine le soir. L'élément de la lumière du soleil qui indique à votre horloge circadienne que c'est le jour, est la lumière bleue. Vous avez des photorécepteurs dans vos yeux et sur la peau qui sont sensibles à la lumière bleue (les récepteurs de vos yeux sont bien plus sensibles que ceux de votre peau) et qui transmettent cette information a votre cerveau. Combien de temps devez-vous passer dehors ? S'il fait beau, un minimum de 15 minutes (sans lunettes de soleil !). S'il fait gris, de 30 minutes à une heure préférablement. Et bien sûr, plus vous vous exposez, mieux c'est. Il est aussi important pour votre corps de percevoir qu'il fait nuit une fois le soleil parti. Il faut donc éviter la lumière bleue le soir et se contenter des longueurs d'ondes rouges ou jaunes de la lumière, tout en gardant un niveau de luminosité d'ensemble plus faible. Et bien sûr, vous devez dormir dans le noir complet. S'il y a encore de la lumière autour (ou si vous voyagez dans l'hémisphère nord en été, où il fait jour 24h/24), nous vous recommandons d' utiliser des masques de nuit pour vous protéger de la lumière.

Les mêmes principes sont à adopter pour éviter le jet-lag. Au nouvel endroit, couchez vous à 21:00 ou 22:00 et dormez dans le noir, réveillez-vous vers 5-7 heures et sortez pour laisser pénétrer la lumière du soleil dans vos yeux. Cela aidera votre cerveau à restaurer le cycle correct de production de mélatonine lié au nouveau fuseau horaire. En fait, l'air matinal est plus clair et propre que celui du soir, cela permet à un spectre de lumière plus large de pénétrer vos yeux le matin. En même temps, les meilleures photos sont prises au coucher du soleil, car la lumière se disperse dans l'air chargé de particules et de vapeurs ainsi que d'une grande partie des UV et le spectre bleu est bloqué. La lumière matinale est bénéfique au traitement de la dépression saisonnière (Levy A. et al. Morning vs Evening Light Treatment of Patients with Winter Depression. Arch Gen Psychiatry. 1998;55:890-896)

Ce qui est important est de dormir de 7 à 10 heures chaque nuit (la plupart des gens ont besoin de 8 ou 9 heures). Ne limitez pas votre temps de sommeil. Les gens qui ne dorment pas assez, perdent leur capacité de concentration et ne peuvent penser clairement. Ils y perdent en qualité de vie. L'une des tortures les plus insidieuses est de ne pas laisser les gens dormir. La perte de sommeil induit la perte de santé mentale.

Les Rythmes Circadiens de l'Énergie

Le rythme circadien est présent dans tous les aspects du fonctionnement du corps, et bien sûr, il est aussi présent dans les variations du flux d'énergie quotidien. Le matin, nous devrions connaître une augmentation de l'énergie, qui devrait lentement diminuer avec la journée, atteignant son minimum la nuit. Vous fonctionnez alors correctement et de manière efficace. Nous pouvons mesurer ce cycle avec le Bio-Well en utilisant le mode Stress ou le mode Un Doigt. Nous vous recommandons d'utiliser ce dernier. Scannez l'annulaire droit ou gauche 10 fois, cela vous donnera plus d'informations. Quand une personne possède des réserves d'énergie importantes, les paramètres augmentent à chaque capture. (fig. 1) ; si les réserves ne sont pas importantes, les paramètres baisseront (fig. 2). Vous pouvez voir les variations des paramètres pour l'image complète (fig. 3) ou pour un secteur particulier lié à différents systèmes. (fig. 4).

Ces données montrent que si vous prenez les lectures de Bio-Well à différents moments de la journée, vous aurez inévitablement des variations sur les résultats. Cela montre simplement notre réponse naturelle aux rythmes circadiens. Vous ne pouvez avoir de données stables que si vous mesurez le cylindre de calibration en métal. Nous pourrions avoir des "Hommes de Fer" dans notre société, mais ils ne représentent pas la majorité.

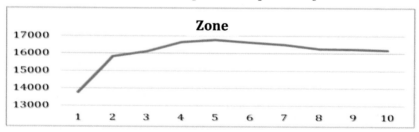

Fig.1. Variation de la zone du Bio-grammes du 4ème doigt main droite, prise 10 fois avec 5 secondes d'intervalle

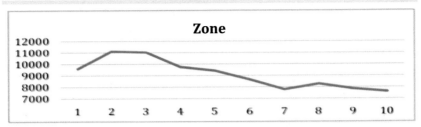

Fig.2. Variation de la Zone du Bio-grammes du 4ème doigt main droite, prise 10 fois avec 5 secondes d'intervalle

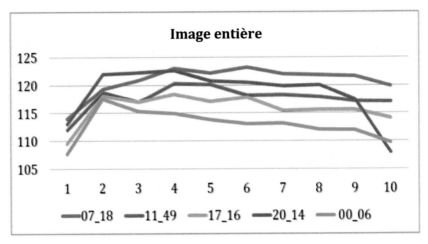

Fig.3. Variation de l'intensité du Bio-grammes du 4ème doigt main droite, prise 10 fois avec 5 secondes d'intervalle 4 fois par jour

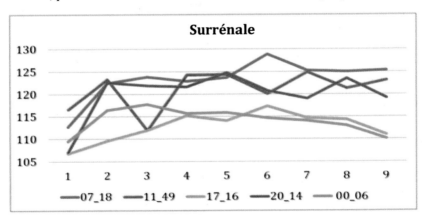

Fig.4. Variation de l'Intensité du Bio-grammes du 4ème doigt main droite pour le secteur Surrénal, prise 10 fois avec 5 secondes d'intervalles 4 fois par jour

Le Second Pilier – L'appareil Digestif (GI)

Avec des extraits des livres de Dr Sunil Pai et Dr Michael Galitzer

> *Il n'y a pas d'amour plus sincère que*
> *l'amour pour la nourriture.*
> *George Bernard Shaw (1856-1950)*

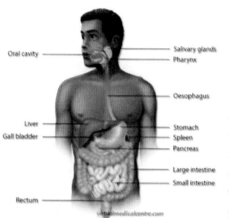

Fonctionnellement, notre appareil digestif débute aux sinus et à la cavité buccale, descend le long de l'œsophage, dans l'estomac, dans l'intestin grêle, puis dans le gros intestin, dans le côlon et finalement il ressort par l'anus. Bien que dans un système distinct, le vagin fait partie de cette muqueuse interne.

La médecine moderne dissèque l'individu en un ensemble de parties séparées, tête et cou, estomac et appareil digestif, système urinaire et elle suggère de consulter un médecin différent pour chaque partie. Quand nous oublions que ce tube fait partie d'une personne entière, nous perdons l'approche holistique de la médecine.

Les différentes parties de l'appareil digestif jouent des rôles différents dans l'absorption des aliments, elles ont donc différents taux d'alcalinité ou d'acidité. Ce taux est mesuré par le pH : l'abréviation pour potentiel hydrogène. Le pH de toute solution est la mesure de sa concentration en ions hydrogènes. Plus le pH est haut, plus la solution est alcaline et riche en oxygène. Plus le pH est bas, plus la solution est acide et manque d'oxygène. Le taux de pH varie entre 0 et 14.7. 0 étant neutre. Tout ce qui se trouve au-dessus de 7.0 est alcalin, tout ce qui est en-dessous est considéré comme acide. Le sang humain reste autour de cette marge, de 7.35 - 7.45. Si au-dessus ou au-dessous, cela indique des symptômes et maladies. Si le pH du sang descend trop en dessous de 6.8 ou au-dessus de 7.8, les cellules arrêtent de fonctionner et le pire peut arriver. Le pH idéal pour le sang est de 7.4.

Le pH dans le tube digestif varie grandement. Le pH de la salive est normalement entre 6.5 - 7.5. Une fois la nourriture mastiquée et avalée, celle-ci pénètre le fundus ou partie haute de l'estomac qui a un pH d'entre 4.0 - 6.5. C'est là que la "prédigestion" a lieu. La partie la plus basse de l'estomac sécrète des acides hydrochloriques et de la pepsine jusqu'à atteindre un pH de 1.5 - 4.0, ce qui est très acide ! Une fois la nourriture mélangée aux sucs digestifs, elle pénètre le duodénum (intestin grêle) où le pH change à 7.0 - 8.5. C'est là que 90% de l'absorption des nutriments a lieu dans le corps. Après cela, les déchets passent dans le côlon (pH 4. 0 - 7.0) et ressortent.

Bouche	pH = 6.5 – 7.5 ;
Osophage	pH = 7.2 – 8.0 alcalin ;
Estomac	pH = 1.5 – 4.0 acide ;
Intestin grêle	pH = 7.0 – 8.5 alcalin ;
Gros intestin	pH = 4.0 – 7.0.

Si vous avez des problèmes de santé, vous êtes probablement acide. Des recherches montrent qu'à moins d'être quelque peu alcalin, le corps ne peut pas se soigner. Donc, peu importe quelle modalité vous choisissez d'utiliser pour vous soigner, elle ne fonctionnera que si le taux de pH augmente. Si le pH de votre corps n'est pas en équilibre, vous ne pouvez pas assimiler efficacement les vitamines, les minéraux et les compléments alimentaires. Le pH de votre corps affecte tout. Vous pouvez mesurer facilement votre taux de pH le matin avec des bandelettes de mesure du pH urinaire. Une remarque intéressante : les gens qui possèdent des aquariums font bien attention au taux de pH de l'eau, sinon les poissons meurent, pourquoi ne prenons-nous pas soin de nous de la même façon ?

Un pH bas indique un manque d'oxygène délivré aux organes et aux systèmes, et cela est une des raisons majeures d'une multitude de problèmes , cancer inclus. Le moyen le plus efficace de faire augmenter votre niveau de pH, est d'absorber la nourriture et l'eau appropriée.

De nombreuses personnes souffrent de symptômes digestifs déplaisants, comme brûlures d'estomac, reflux acides et gastrites. En voici quelques raisons :

- Les gens chauffent trop la nourriture et en consomment plus que nécessaire.
- Ils consomment trop de graisses et de protéines animales, difficiles à digérer.
- Ils ne consomment pas assez de légumes crus et verts.
- Certains aliments provoquent des inflammations ou des réactions allergiques invisibles, difficiles à remarquer sans analyses spécifiques.
- Les produits chimiques, les additifs, ainsi que les OGM ont des effets nocifs sur le corps humain.

Vous êtes ce que vous mangez. De nombreux problèmes de santé ont leur origine dans l'appareil digestif.
L'appareil digestif est soutenu par le foie, la vésicule biliaire et le pancréas, qui jouent un rôle important dans la digestion. Chaque partie du système affecte les autres, et en conséquence, elles doivent être prises en compte ensemble.

Le système digestif est le siège du système nerveux entérique. Connu comme le "deuxième cerveau" il se trouve sur les parois de l'œsophage, de l'estomac, de l'intestin grêle et du côlon. Le système nerveux entérique déborde de neurotransmetteurs produits par des cellules identiques aux cellules qui produisent des neurotransmetteurs dans le cerveau. L'ensemble complexe de neurotransmetteurs dans le "cerveau viscéral" lui permet d'agir, d'apprendre et de se rappeler de la même manière que le fait le cerveau lui-même. Ce deuxième cerveau est aussi responsable de la production du sixième sens : "gut feelings" en anglais.

Une partie essentielle du fonctionnement du système digestif est dûe aux probiotiques, habitants nécessaires de notre microbiote. Ce sont des bactéries qui vivent dans notre appareil digestif et qui ont différentes fonctions corporelles. Le poids total des probiotiques chez une personne moyenne est d'environ 1.3 - 1.8 kg. Chacun de ces probiotiques joue un rôle spécifique . Certains probiotiques produisent de la vitamine , éliminent les métaux lourds et les toxines ; certains absorbent des nutriments et fournissent une protection immunitaire ; certains ont une action antimicrobienne contre les agents infectieux et aident à réduire les inflammations.

Les antibiotiques, les opérations chirurgicales de l'appareil digestif, les infections, le stress, les drogues, les toxines et autres facteurs nocifs perturbent les probiotiques, ils meurent. Il faut longtemps et de grands efforts pour restaurer leur population.

Le microbiote est l'ensemble des génomes de ces microorganismes (bactéries, champignons , protozoaires , et virus) qui vivent à l'intérieur et sur le corps humain. Votre corps contient environ dix fois plus de cellules microbiennes que de cellules humaines . De façon significative , les gènes microbiens peuvent affecter l'activité et le fonctionnement des cellules humaines. Leur influence peut soit être positive soit négative , selon l'état de santé du microbiote . Cela explique pourquoi des troubles des intestins peuvent fréquemment provoquer des troubles dans une autre partie du corps.

> L'appareil digestif est le centre de commande où réside
> 80 % de votre système immunitaire.

Le système immunitaire réside à un endroit appelé collectivement tissu lymphoïde du tube digestif ou GALT. Il s'agit du groupe d'hormones sécrétées par les cellules entéroendocrines dans l'estomac, le pancréas et l'intestin grêle, et qui contrôlent de nombreuses fonctions des organes digestifs. Des recherches plus récentes montrent que les peptides intestinaux jouent le rôle de neurotransmetteurs et neuromodulateurs dans le système nerveux central et périphérique. Les cellules entéroendocrines ne forment pas de glandes endocrines mais sont éparpillées dans l'appareil digestif. Elles exercent leurs actions autocrines et paracrines pour intégrer toutes les fonctions gastro-intestinales.

Et cela fut démontré bien plus encore fut démontré par des recherches très récentes , qui prouvèrent que de nombreux organes du corps prennent part à la régulation endocrine. Cela inclut la peau, le foie, la rate, les os et l'appendice. Cela n'est qu' une confirmation de plus que notre corps fonctionne comme un ensemble de systèmes. Diviser notre compréhension en différentes parties fragmentées ne nous aide pas à comprendre un tout intégré.

Malheureusement, aujourd'hui plus que jamais les gens souffrent de dysfonctionnement gastro-intestinal. En conséquence, ils souffrent d'une large gamme d'autres problèmes de santé. Une mauvaise santé intestinale a été liée à de nombreuses maladies graves comme plusieurs types de cancer, le mauvais fonctionnement du cerveau, des troubles du comportement des enfants, des maladies cardiaques et bien d'autres. Voilà pourquoi ce pilier est si important pour comprendre la santé et pour trouver les moyens de l'améliorer. Il y a un certain nombre de causes communes à la mauvaise santé des intestins. Les plus habituels sont :

- **Les produits dangereux.** L'alimentation moderne, bien que nutritive, est souvent un poison. Une utilisation intensive des antibiotiques, des hormones de croissance, et autres drogues utilisées par les exploitations intensives ; les colorants alimentaires , les conservateurs , et les exhausteurs de goût, produisent des toxines quand ils pénètrent le corps et s'accumulent lentement. Le gluten est une protéine que l'on trouve dans le blé et autres céréales. Le gluten agit comme une toxine sur la muqueuse des membranes de l'intestin causant un large éventail de troubles digestifs, incluant "le syndrome de l'intestin perméable" et la maladie céliaque. De nombreux scientifiques sont aussi très inquiets des effets des OGM sur les prochaines générations. Vous devriez toujours lire les étiquettes pour savoir quel produit vous achetez vraiment.

- Je vous en prie, évitez et expliquez aux enfants les dangers de leur consommation : conservateurs alimentaires, boîtes de conserve, fast -food , boissons sucrées . Evitez les pizzas surgelées , les sandwichs préparés , les amuse-gueules trop gras, les panures, les fritures. Les plats pré-cuisinés à base de viande, hot-dogs, bacon, saucisses , pain blanc et pâtes à base de céréales raffinés ont beaucoup d'acides gras saturés et de nitrates que vous ne voulez pas dans votre corps . Lisez les étiquettes et choisissez vos aliments intelligemment. Le sucre est le principal danger !

- Intolérances alimentaires . De nombreuses personnes ont des allergies alimentaires invisibles à certains aliments . Les réactions les plus habituelles sont au blé et autres produits contenants du gluten, au lait et autres produits laitiers, au soja, aux œufs, aux agrumes et au porc.

Pour découvrir vos allergies cachées, vous devez effectuer une analyse de sang. Cela est maintenant proposé par de nombreux laboratoires dans le monde.

- Infections bactériennes, champignons et infections parasitaires peuvent toutes endommager les intestins et empêcher le bon fonctionnement du système digestif . Des infestations de l' appareil digestif et la malabsorption conduisent à une prolifération ou un mauvais état des micro - organismes dans les intestins , maladie connue sous le nom de dysbiose . Cela démarre un cercle vicieux, car la dysbiose , à son tour, intensifie la malabsorption , et elle contribue aussi grandement au syndrome de "l'intestin perméable ". Le syndrome de l'intestin perméable a lieu quand la muqueuse de l'intestin est endommagée et enflammée . Cela laisse les molécules et toxines pénétrer dans le flux sanguin ce qui peut provoquer une réaction auto-immune . Par exemple , le gluten a une structure similaire à celle des tissus de la thyroïde. En présence d'un intestin perméable, il migre vers la thyroïde où le corps envoie des anticorps , affaiblissant la thyroïde , et cela conduit finalement à une thyroïdite . Comme nous l'avons dit auparavant, il s'agit d'un syndrome typique des populations modernes.

- Les médicaments . Presque tous les médicaments peuvent affecter indirectement le fonctionnement de l'appareil digestif à cause de la charge de travail qu'ils donnent au foie . Certains types de médicaments peuvent compromettre directement la santé des intestins en détruisant la population de bonnes bactéries.

Plus loin, nous parlerons de ce qui peut être fait pour conserver un système digestif en bonne santé.

Le Troisième Pilier – Le Système Nerveux Autonome

La principale fonction du corps est d'emporter le cerveau partout.
Thomas A. Edison (1847-1931)

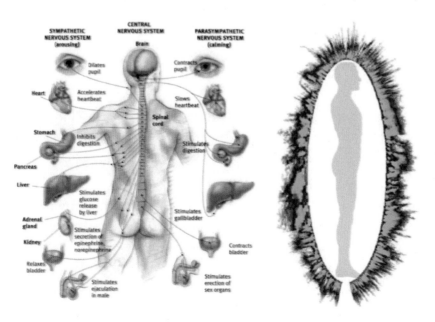

Quand nous bougeons et nous dormons, 24 heures par jour, 7 jours par semaine, notre système nerveux autonome s'occupe de notre fonctionnement. C'est un mécanisme basé sur la survie. De nos ancêtres animaux, nous avons hérité deux grands réflexes de survie : la faim et le désir sexuel . Ces réflexes n'ont pas changé depuis des millions d'années. Quand nous avons faim, nous ne pensons qu'à la nourriture ; quand nous sommes rassasiés , nous commençons à penser au sexe opposé. Les sujets les plus habituels de la littérature sont les recettes culinaires et les histoires d'amour. Notre civilisation n'est qu'une couche fine recouvrant une structure bestiale. Une civilisation ne peut fonctionner que sous des contrôles sociaux stricts. Quand ce contrôle se relâche, de nombreuses personnes retournent à l'état animal. Toutes les guerres, mêmes les modernes, en sont un bon exemple. Et tous nos instincts basiques sont gouvernés par le système nerveux autonome.

Dans les situations de survie et de danger, le système nerveux autonome supprime les fonctions qui ne sont pas essentielles à la vie, comme le désir sexuel. La testostérone est convertie en cortisol. Les gens perdent tout désir alors que le système nerveux autonome redirige tous les systèmes biologiques vers un état de survie. Le stress chronique en est le meilleur exemple. Et donc, tout déséquilibre du système nerveux autonome a des conséquences immédiates sur la santé et l'humeur.

Ayant été longtemps un alpiniste professionnel, je me rappelle bien avoir passé un mois en montagne. Chaque jour était littéralement une lutte pour la survie. Après les premiers jours, toutes les conversations portant sur les femmes cessaient. Nous ne parlions que de montagne et de nourriture. Cette expérience personnelle se rapporte à une situation de vie ou de mort, où le système nerveux autonome, indéniablement, avait pris le contrôle.

Le système nerveux autonome possède deux divisions: sympathique et parasympathique. Les divisions sympathique et parasympathique fonctionnent en opposition l'une à l'autre. Cette opposition est souvent considérée plus comme complémentaire qu'antagoniste.

Pour analogie, on peut considérer la division sympathique comme étant l'accélérateur et le parasympathique le frein. Le système sympathique fonctionne lors d'actions qui requièrent des réponses rapides. Le système parasympathique lors d'actions qui ne requièrent pas de réactions immédiates. Beaucoup considèrent le sympathique comme la réponse "combat-fuite" et le parasympathique comme "repos-digestion" ou "nourrir et procréer." Cependant, dans de nombreux cas, l'activité du sympathique ou parasympathique ne peut être résumée à une situation de "combat" ou de "repos".

Par exemple, se relever d'une position allongée ou assise causerait une baisse insoutenable de la pression artérielle s'il n'existait pas une augmentation compensatoire du tonus sympathique artériel. Un autre exemple implique la modulation constante du rythme cardiaque par l'influence du sympathique et du parasympathique en tant que fonctions des cycles respiratoires. Plus généralement, ces deux systèmes devraient être considérés comme modulant de manière permanente les fonctions vitales, de manière généralement antagoniste, pour atteindre l'homéostasie. Certaines fonctions du système nerveux sympathique incluent la redirection du flux sanguin de l'appareil digestif et de la peau par la vasoconstriction, vers les muscles squelettiques et les poumons, dilatant les bronchioles des poumons (permettant un plus grand échange d'oxygène), et augmentant le rythme cardiaque. Contrairement au sympathique, le parasympathique fonctionne habituellement en dilatant les vaisseaux sanguins qui conduisent à l'appareil digestif. Cela provoque une contraction des pupilles et du muscle ciliaire vers le cristallin (pour permettre la vision proche), et stimule la sécrétion des glandes salivaires pour assister le repos et les fonctions digestives.

(Source: https://www.boundless.com/physiology/).

Dans l'analyse Bio-Well, l'équilibre sympathique-parasympathique est représenté par les écrans Diagramme et Equilibre. Quand il y a de grandes différences entre les diagrammes gauche et droit (vous pouvez vérifier cette différence par l'index HS des diagrammes) avec plus de 7-8 barres surlignées dans le programme Equilibre, il y a un clair déséquilibre des systèmes nerveux sympathique et parasympathique.

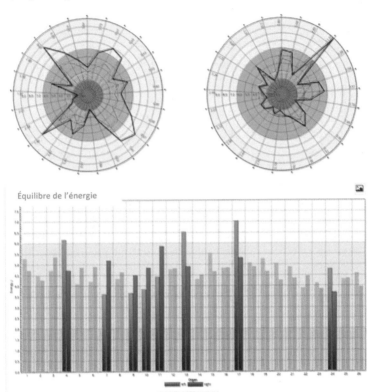

Une autre donnée importante pour comprendre le déséquilibre du système sympathique/parasympathique est l'état de la colonne vertébrale. Il est important de comprendre que l'activité du système nerveux autonome dépend grandement de l'état de la colonne vertébrale. Il est lié à différents segments de la moelle épinière, par exemple:

Innervation sympathique segmentaire

T1 - T5	Tête, cou et cœur ;
T2 - T4	Bronches et poumons ;
T2 - T5	Membres supérieurs ;
T5 - T6	Œsophages ;
T6 - T10	Estomac, rate, pancréas ;

T7 – T9	Foie ;
T9 – T10	Intestin grêle ;
T10 – L1	Reins, organes reproductifs ;
T10 – L2	Membres inférieurs ;
T11 – L2	Côlon, uretère, vessie.

Comme vous le voyez sur cette liste, le fonctionnement correct des organes dépend de l'état de la colonne vertébrale, mais de nombreuses personnes ont une mauvaise relation avec cet organe. Les problèmes de disques lombaires restent incompris pour plusieurs raisons. Les professionnels de santé ne sont pas toujours d'accord sur les causes de la douleur liée aux disques lombaires, et les patients ont du mal à comprendre ce sujet médical complexe et souvent mal-expliqué. Les problèmes les plus courants dont les gens souffrent sont :

Douleur au cou (La colonne cervicale)

La colonne cervicale est constituée de sept vertèbres, chacune séparée par un disque qui agit comme un absorbeur de choc entre les os. Les disques cervicaux équilibrent votre cou et permettent une grande mobilité.

Des études montrent qu'environ 65% de la population souffriront, à un moment de leur vie, de douleurs cervicales. Les douleurs au cou peuvent être le résultat de problèmes dégénératifs ou non. La maladie dégénérative des disques est généralement un processus lent pendant laquelle le disque est compressé, exerçant une pression sur le nerf. Cela peut provoquer une raideur du cou, une douleur irradiante, un engourdissement ou une faiblesse des épaules, bras et mains. Les troubles cervicaux non dégénératifs, qui sont souvent le résultat d'un accident ou d'une blessure grave, peuvent produire les mêmes symptômes.

Douleur lombaire (Colonne lombaire)

La colonne lombaire est composée de cinq vertèbres. Ces os sont plus larges que les os du reste de la colonne vertébrale, ce qui les aide à supporter le poids du torse. La douleur lombaire due à une blessure, une sciatique ou d'autres causes affecte une large proportion de la population, et pas seulement les personnes âgées. Les causes des troubles lombaires sont très variées et peuvent être difficiles à identifier.

La fréquence des douleurs lombaires est plus élevée chez les populations de patients qui sont en mauvaise santé, ont de mauvaises postures et un style de vie stressant. Parmi les populations les plus jeunes, les douleurs lombaires sont le plus souvent attribuées à une combinaison entre croissance rapide, une rigidité des muscles (particulièrement le muscle ischio-jambier) et de mauvaises postures. Les personnes plus âgées sont plus susceptibles de souffrir de douleurs liées à l'ostéoarthrite, sténose lombaire et autres troubles dégénératifs.

La plupart des patients souffrent des troubles vertébraux suivants :

- Courbure anormale : les courbures naturelles de votre colonne vertébrale aident à équilibrer votre corps. Cependant si les courbures sont trop prononcées, ou si votre colonne développe une courbure anomale cela une pression supplémentaire sur les vertèbres ou les disques . Les courbures anormales incluent :

  Scolioses : une courbe d'un côté à l'autre dans votre dos

  Cyphoses : voussure ("bosse") dans le haut du dos

  Lordoses : courbe concave dans le bas du dos ("dos creux")

  Dégénérescences des disques : discopathie dégénérative (DDD) utilisée pour décrire des changements sur les disques, habituellement un amincissement, un durcissement ou un assèchement. La dégénération des disques peut être le résultat de l'âge, de l'usure, mais peut aussi être accélérée par une blessure, une maladie ou un stress inhabituel. La dégénération des disques peut irriter les nerfs de la colonne vertébrale et causer une instabilité.

- Disque bombé : Si l'enveloppe du disque vertébral est fragilisée, elle peut se bomber vers les nerfs et causer une irritation douloureuse du nerf.

- Hernie discale : Si l'enveloppe d'un disque vertébral se déchire (rupture), la matière molle de l'intérieur peut s'échapper et comprimer les nerfs alentours. Cela peut causer des douleurs, des engourdissements ou une faiblesse des jambes ou du dos.

- Fractures : Des vertèbres peuvent se fêler ou se casser à cause d'un accident, un stress répété ou une pathologie comme l'ostéoporose, qui peut rendre les os fragiles et cassants.

- Instabilité : On parle d'instabilité de la colonne vertébrale quand les vertèbres se déplacent d'avant en arrière, ou se sont définitivement déplacées. Cette instabilité peut être causée par un disque endommagé, une blessure à l'os, de l'arthrite dans les facettes, ou ce peut être juste une chose avec laquelle vous êtes né. Le glissement peut irriter l'os, le disque, la moelle épinière et les nerfs.

- Sténoses : La Sténose est un rétrécissement du canal rachidien. La sténose peut comprimer la moelle épinière et les nerfs et provoquer des douleurs et autres symptômes.

- Problèmes du Nerf : Tous les troubles cités plus haut peuvent irriter ou comprimer (pincement) la moelle épinière ou les nerfs. Cela peut causer des douleurs, un engourdissement, des faiblesses et autres problèmes dans le corps. Des exemples habituels incluent des douleurs dans les jambes ou les bras quand le problème se trouve dans les lombaires ou le cou.

Même quand les gens ne ressentent pas de douleurs, cela ne veut pas dire que leur colonne est dans un état optimal. Le vieillissement et les blessures plus ou moins sérieuses peuvent affecter négativement votre colonne. Cela ne veut pas dire que toutes les personnes âgées développeront des douleurs du cou ou du dos mais que l'usure que nous imposons à notre colonne peut conduire à une dégénération de la colonne vertébrale. Nous avons donc tous besoin de correction vertébrale qui doit être effectuée par un ostéopathe.

L'état de la colonne vertébrale est clairement observable sur les Bio-grammes.

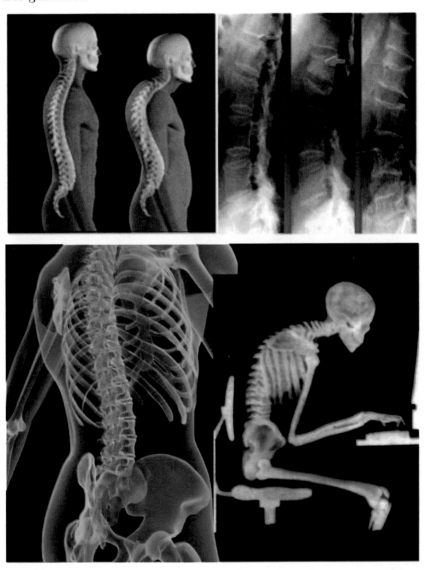

Mauvais alignements de la colonne vertébrale et leurs raisons principales.

Le Quatrième Pilier – Emotions Et Stress

*La vie c'est 10 pour cent ce que vous en faites
et 90 pour cent votre façon de la prendre.*
Irving Berlin
Compositeur américain (1888-1989)

La vie ne peut pas exister sans émotions. Toutes les créatures intelligentes expriment clairement leurs émotions, particulièrement nous : les humains. Les gens se laissent gouverner par leurs émotions la plupart du temps. Trop souvent, la logique cède sous la pression des désirs et impulsions. Le monde entier est gouverné par l'Amour, mais combien de vies et de familles ont été détruites par la poursuite des désirs d'amour. Les émotions influencent directement les fonctions endocrines, l'activité du système nerveux autonome et le système digestif. Les émotions positives sont généralement constructives, alors que les émotions négatives sont destructives. Et l'émotion la plus dangereuse de toutes est le Stress.

Le Stress: Comprendre Et Contrôler La Première Cause De Décès Au Monde

Dr Michael Borkin

Toute créature vivante répond au stress en utilisant un système appelé "réponse au stress," ou mécanisme de "fuite ou combat." Ces mécanismes ont été génétiquement intégrés aux animaux depuis des centaines de millions d'années. La réponse fuite / combat, une série d'évènements chimiques qui préparent votre corps à répondre à une attaque, est notre mécanisme de survie le plus important.

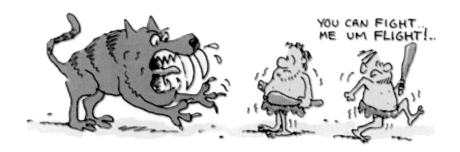

Il a été transmis pratiquement inchangé depuis nos ancêtres jusqu'à l'homme d'aujourd'hui. Ce qui a changé est notre environnement et nos sociétés. Nous avons créé une culture de stress chronique. Au lieu d'affronter occasionnellement le tigre à dents de sabre, nous sommes en état d'alerte 24 h/24. La pression au travail, le bruit et la pollution toxique, les changements rapides dans le tissu social, et un barrage de publicités invasives et de messages négatifs des médias nous agressent constamment. Ce stress chronique provoque une surproduction de messages chimiques et électriques de notre corps, qui bloque notre capacité naturelle à retrouver l'équilibre, ou l'homéostasie. Les hormones de notre corps fonctionnent dans un état d'urgence constant. S'il n'est pas traité, le stress chronique provoque de graves états de santé. Le stress, d'ailleurs, est impliqué jusqu'à un certain point dans toutes les blessures, maladies, handicaps et décès. La bonne nouvelle est que de nouveaux outils sont disponibles pour évaluer, comprendre et soigner les effets du stress chronique.

Qu'est-ce-que le stress ?

Le stress est la somme de tous les facteurs physiques ou mentaux. Le corps humain n'a pas changé depuis plus de 50 000 ans. Les mécanismes qui étaient nécessaires à la survie il y a 50 000 ans sont inappropriés au monde d'aujourd'hui. Il y a peu de chance que notre ancêtre Pléistocène, ayant échappé de justesse au piétinement d'un mammouth en furie, se soit tourné vers un compagnon et lui ait dit : "Eh, je suis super stressé là." Nous devons faire attention à bien distinguer un sérieux problème de stress et la mode qui consiste à utiliser le mot stress, banalisant ses conséquences mortelles.

Le stress communique dans le corps par deux canaux principaux : les impulsions neurologiques et les messagers chimiques. En réponse aux facteurs de stress externes, qui sont perçus par les sens, des impulsions nerveuses voyagent à toute vitesse apportant des informations de notre environnement à notre corps où l'information est alors traitée. Le cerveau envoie alors des messages par le biais d'impulsions nerveuses à des parties du corps en réponse aux informations reçues.

Les messagers chimiques qui permettent la communication dans le corps sont les hormones. Le système hormonal, bien que fonctionnant bien plus lentement que le système nerveux, travaille avec celui-ci pour maintenir l'harmonie et l'équilibre interne.

Quand le corps ressent du stress, les impulsions nerveuses et les messagers chimiques se mettent immédiatement à travailler ensemble pour y répondre. Le stress active des cellules spécialisées dans le cortex cérébral (où les pensées sont formées), qui envoient une impulsion à l'hypothalamus (le principal centre de contrôle du cerveau). L'hypothalamus stimule alors le système nerveux sympathique et active le mode de survie (le mécanisme combat-fuite).

Le cœur se met à battre, les sens sont intensifiés et le corps se met à suer. La tension artérielle augmente en même temps que le sang est dirigé vers le cerveau et les organes principaux ; centres de survie du corps. Les mains et les pieds deviennent froids et moites car le sang est dévié des extrémités et redirigé vers les muscles larges utilisés pour se battre ou courir.

Après la crise, les mécanismes liés à l'homéostasie entrent en jeu, recherchant à recréer l'équilibre grâce au système nerveux parasympathique, sa fonction pouvant être résumée à "repos et digestion."

Stress destructif contre constructif

Rappelez-vous que le stress peut être une réponse constructive (qui peut même vous sauver la vie) face à un évènement menaçant. Mais ce qui nous préoccupe c'est ce qui se passe quand le stress s'accumule. Nous devons observer nos réactions au stress et nous demander si nous y répondons de manière appropriée. Si nous avons perdu notre capacité d'adaptation, nous souffrons d'un stress destructif ou mal adapté.

Quand un individu en bonne santé est soumis à un stress chronique prolongé, les glandes surrénales commencent par augmenter la production d'hormones (principalement de cortisol) en augmentant leur volume. Les niveaux anormalement élevés de cortisol interfèrent avec le processus d'adaptation en empêchant la vasoconstriction (rétrécissement des vaisseaux sanguins.

Quand les niveaux de cortisol augmentent, le corps bloque le système immunitaire ainsi que les fonctions de croissance et de régénération. (Pourquoi s'inquiéter du futur, quand il existe un danger immédiat ?) D'autres fonctions, comme la reproduction et la régénération des tissus, sont aussi bloquées ou diminuées (c'est pourquoi le stress tue le désir sexuel et empêche la guérison). Le gros intestin peut se bloquer et le sphincter anal se fermer. Alors que les capacités du corps à contrôler l'inflammation diminuent, et que la digestion est inhibée, les réactions allergiques peuvent provoquer un gonflement des intestins. Cela rend la personne vulnérable aux maladies coéliaques, au syndrome de la malabsorption et à de nombreux envahisseurs opportunistes, comme la candida, les parasites, et autres micro-organismes dangereux.

Si le seuil de stress continue à être franchi et les réserves du corps sont épuisées, les surrénales commencent à faiblir. Elles ne produisent plus les niveaux nécessaires d'hormones de stress. Si le stress continue, les surrénales sont épuisées et le corps entre dans un état forcé de récupération. Le corps est alors susceptible de convertir les hormones comme la progestérone ou la testostérone en hormones de stress. Les symptômes à ce stade incluent la fibromyalgie, les arythmies cardiaques, l'augmentation du débit urinaire, la transpiration abondante, les sueurs nocturnes, les spasmes musculaires, la migraine, l'anxiété, la dépression, la céphalée de tension, les trous de mémoires, la rigidité du cou et des épaules, l'asthme, le syndrome de l'intestin irritable, la crise d'herpès, le psoriasis, l'eczéma, la douleur aux lombaires, la sciatique, la dysfonction érectile, l'aménorrhée, les bouffées de chaleurs, l'hypertension, les taches et rougeurs sur la peau, l'acné, et l'immunosuppression.

A ce stade, le corps met tous ses systèmes en mode de survie. Toutes les réserves du corps sont utilisées dans le but de maintenir l'homéostasie et toute l'énergie du corps est utilisée à la survie immédiate. Quand une personne est en mode de survie, tous les sens s'intensifient et deviennent hypersensibles. Cela augmente le volume des informations qui pénètrent le cerveau et cela provoque une saturation maximale, avant que le mode sommeil permette d'éliminer le stress, en transférant les données de la mémoire active, de la conscience à l'inconscient.

Quand nous connaissons une telle "surcharge" le corps et l'esprit sont momentanément déconnectés et nous nous sentons dans un état second. Cela est le résultat de la sécrétion opioïdes par le corps pour nous anesthésier.

Pour identifier le stress, vous devez tout d'abord séparer le stress positif du stress négatif. Dans une étude où le cortisol (principale hormone de stress) était utilisé, des volontaires ont été soumis à des stress positifs et négatifs et leur niveau de cortisol a été mesuré avant et après l'expérience. L'étude a montré que 5 minutes d'exposition à une expérience positive a conduit à une légère augmentation des niveaux de cortisol pendant une durée courte, d'environ 15 minutes. Une expérience négative a conduit à une augmentation dramatique des niveaux de cortisol pendant une durée de 6 heures avant le retour à la normale de ces niveaux. Chaque système réagit au stress à sa manière.

La plupart des gens peuvent même ressentir l'endroit où une émotion se transforme en manifestations physiologiques. Au niveau du plexus solaire, entre les omoplates...mais ce que beaucoup ne réalisent pas c'est qu'elle peut être aussi bien responsable d'une douleur au pied que d'un mal de tête. L'objectif est donc de développer une méthode grâce à laquelle les situations stressantes ne produisent pas la réponse au stress de notre corps.

Comprendre le stress de longue durée

Ce n'est que lorsque le stress est continu, qu'il provoque des dégâts. Le stress, sur le long terme et à un niveau élevé, peut même affecter la manière dont les cellules se développent et vieillissent, causant leur mort prématurée.

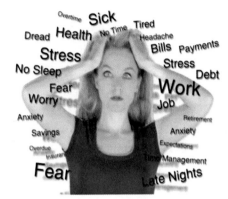

Quand la vie de nombreuses cellules est en danger ou écourtée, l'organisme entier souffre de mauvaise santé ou quelquefois d'une vie plus courte.

Chaque système réagit au stress à sa manière, et les gens ne savent pas quand ils souffrent de stress destructif ou continu. Nous pouvons ressentir la manifestation physiologique d'un stress émotionnel par exemple au niveau du plexus solaire ou entre les omoplates. Mais nous rendons-nous compte quand le stress est responsable d'une sciatique ou de bouffées de chaleur ?

Ceux d'entre nous qui souffrent de stress sur le long terme ont besoin d'aide pour changer leur réponse au stress et pour guérir. Bien qu'elle puisse prendre des mois, une guérison totale d'un épuisement des surrénales est possible. Que nous ayons atteint le stade extrême ou de stress continu, ce dont nous avons besoin en définitive est d'une méthode d'adaptation saine, une méthode avec laquelle nous empêcherons les situations stressantes de produire un syndrome destructif de réaction au stress.

Il existe plusieurs moyens de libérer l'esprit du stress et de rompre avec les mécanismes établis dans les voies neuronales qui sont programmées pour recevoir et envoyer des messages de stress. L'hypnothérapie, la visualisation, l'hatha yoga, le Tai Chi ou le Qi

Gong, et la plupart des techniques de méditations sont utiles pour stopper les habitudes mentales qui engendrent des réactions au stress. Toute activité qui vous permette de vous relaxer au lieu de réagir à toutes les stimulations vous aidera éventuellement à guérir. Cela peut être une promenade dans la nature, nager, ou une activité créative qui est différente de votre quotidien et qui vous procure une grande satisfaction.

Une aide psychologique, des classes de gestion du stress en groupe, ou des ateliers, peuvent aider à déterrer les messages sous-jacents qui déclenchent les réactions au stress. De nombreuses réactions mal adaptées sont des réponses conditionnées apprises pendant l'enfance et que nous pensons être essentielles à l'acceptation et à la survie sur notre planète. C'est à nous de réduire notre exposition à de nouveaux stress et de contrer les dommages dûs au stress accumulé. Quelque fois de l'aide peut nous permettre d'accomplir cela.

Les compléments alimentaires sont un moyen vital, indispensable d'aide aux fonctions surrénales et aux autres activités du corps.

Le monde moderne nous oblige à gérer notre stress d'une manière qui n'a pas été programmée génétiquement. Nous devons prendre des mesures en toute conscience pour éviter les effets que le stress chronique a sur notre bien-être. Garder notre corps dans un état de réponse combat/fuite n'est pas plus productif que si notre ancêtre Pléistocène essayait d'utiliser notre méthode pour gérer les facteurs de stress de son époque en essayant de discuter avec ce tigre à dents de sabre : "pouvons-nous nous asseoir et en parler ?"

Comment pouvons-nous améliorer notre niveau de stress ?

La réduction du stress par la méditation

Il a été prouvé par de nombreuses recherches que la méditation est l'un des meilleurs moyens de réduire le stress. Nous recommandons d'apprendre la pratique de la méditation à l'aide d'un professeur et lorsque vous pratiquez seul, utilisez de la musique et des couleurs. Une partie importante de la méditation consiste à respirer de manière profonde et régulière (ne pas confondre avec la respiration holotropique).

La réduction du stress par le yoga

Le Yoga est une ancienne méthode puissante basée sur la philosophie indienne (Védique). Il est pratiqué partout dans le monde et vous pouvez trouver des classes dans presque toutes les villes. Des millions de personnes en bénéficient et ses effets ont été prouvés depuis longtemps. C'est l'un des moyens les plus efficaces pour réduire le stress et pour éviter les maladies liées au stress.

La réduction du stress par l'utilisation de différents appareils.

Pour les gens qui aiment la technologie, une des manières de réduire le stress est d'utiliser des gadgets anti-stress. Ils ne sont pas chers, faciles à utiliser et peuvent produire des résultats sur le court terme. Sur internet, vous pouvez trouver de nombreux appareils anti-stress qui prennent soin de vos cellules cérébrales stressées, comme les Bracelets Anti-Stress ou le Mind-Spa. Certaines personnes ont aussi trouvé que l'appareil Biocor donne de bons résultats, il utilise votre propre fréquence personnelle pour créer une musique personnalisée et des signaux à haute fréquence modulables pour influencer le niveau de stress.

Ce qu'on Nous a Dit Sur les Maladies du Cœur est Faux

Avec des extraits du livre du Dr Michael Galitzer

> *L'ignorance est la malédiction de Dieu. La connaissance est l'aile grâce à laquelle nous volons vers le ciel.*
>
> William Shakespeare

Les maladies du cœur restent le problème de santé le plus répandu dans le monde, l'attaque cardiaque étant la première cause de décès, et l'AVC la troisième. Cela prouve que tout ce que notre système médical a fait pour combattre et prévenir les maladies du cœur ne fonctionne pas. Quelque chose ne va pas dans l'idée même de ce qui cause les problèmes cardiaques.

Des études récentes ont découvert qu'un pourcentage important des attaques cardiaques ont lieu dans les zones du cœur où le flux sanguin n'est pas diminué par les artères qui sont bouchées. La compréhension moderne s'est ralliée à l'idée que dans la majorité des cas, la maladie du cœur n'apparaît pas à moins qu'il y ait d'abord une diminution de l'activité du système parasympathique. En général, cette diminution est suivie d'une augmentation de l'activité du sympathique, en particulier sous l'effet d'un stress permanent. Cette combinaison d'événements conduit les cellules du cœur à augmenter drastiquement leur production d'acide lactique. A cause de l'augmentation de l'activité du cœur, les parois des cellules du cœur deviennent rigides, devenues moins souples, elles conduisent à l'œdème et à un problème de fonctionnement du muscle du cœur lui-même, ainsi qu'à la mort des cellules. Tout cela est impliqué dans l'apparition d'attaques cardiaques. De plus, le gonflement (œdème) des tissus du cœur conduit à des variations de pression dans les artères qui passent dans la zone affectée du cœur. Cette augmentation de la pression est à son tour responsable de la rupture des plaques d'athérome vulnérables dans les artères, bouchant alors les artères impliquées, et/ou créant de dangereux caillots.

Une des raisons du processus de diminution de l'activité du parasympathique est ce qui se passe dans l'endothélium, la couche fine de cellules qui recouvre les artères de votre corps. Un endothélium sain est nécessaire à un bon flux sanguin et au fonctionnement cardiovasculaire en général, particulièrement en ce qui concerne les cellules musculaires lisses vasculaires qui composent une grande partie de la paroi des vaisseaux sanguins. L'événement associé à la diminution de l'activité du parasympathique peut affecter négativement l'endothélium, causant une ou plus de trois réponses possibles : inflammation, stress oxydatif (augmentation des radicaux libres), et troubles auto-immuns vasculaires , et toutes ces conditions sont liées aux maladies du cœur.

Bien que les opérations chirurgicales puissent sauver des vies en cas d'urgence, des études ont montré que leur bénéfice d'ensemble est minime . De nouvelles découvertes aident à comprendre pourquoi. Premièrement, des études ont révélé qu'un pourcentage important d'attaques cardiaques ont lieu dans les zones du cœur où le flux sanguin n'est pas diminué par des artères bouchées. Différentes recherches qui évaluent l'efficacité de l'angioplastie, de la sténose et du PAC, ont découvert que, bien que ces procédures puissent alléger les symptômes, elles n'empêchent pas de futures attaques cardiaques et que seuls les patients à haut-risque (particulièrement les patients souffrant d'un blocage de l'artère coronaire gauche) dont la vie est en grave danger tirent profit des pontages aorto-coronariens dans le sens d'une augmentation des chances de survie.

Une autre preuve de ce concept est que de nombreuses personnes ayant des problèmes de cœur sont plus susceptibles de connaître ce que l'on appelle des "signaux d'alarmes atypiques". Ces symptômes incluent des douleurs dans le dos, le cou ou la mâchoire, des nausées, vomissements, indigestion etc.

Par exemple, bien que l'artériosclérose soit causée par un dysfonctionnement de l'endothélium et ait longtemps été considérée comme un facteur de risque important pour les maladies du cœur, la seule présence d'artériosclérose ne signifie pas pour autant l'apparition d'angine de poitrine, d'attaque cardiaque, ou d'autres types de maladies du cœur. Aussi longtemps que l'activité parasympathique est saine, la fonction autonome l'emportera sur l'athérosclérose, aidée des vaisseaux sanguins.

Cela ne signifie pas qu'il faut ou que vous deviez ignorer l'athérosclérose si elle est présente, pas plus que vous ne devriez ignorer tous les autres facteurs de risque qui ont été mis en relation avec les maladies cardiaques. Tous ces points doivent être étudiés. Mais c'est l'activité de votre système nerveux parasympathique qui a une importance extrême quand il s'agit de protéger votre cœur. Donc tout cela est bien conforme aux principes des Quatre Piliers de Santé.

Un autre sujet important concernant le cœur est la compréhension récente du fonctionnement du cœur. Comme l'écrit le Professeur B.M. Hedge, ex-président à l'université de Manipal en Inde : "Il était très inconfortable d'accepter l'idée que le cœur ne soit qu'une simple pompe musculaire qui pourrait pomper du sang dans les énormes réseaux de capillaires, dont il y a 800 kilomètres dans juste un kilogramme de graisse. Nous nous trompons en mesurant l 'artefact, appelé tension artérielle, sur quelques mètres d'artères ou plutôt dans les veines". [J Indian Academy Clinical Medicine 9, 3, 2008, 172-174]. Il est absurde de croire qu'un organe aussi petit que le cœur puisse pomper le sang dans tout le corps. 90% du sang se trouve à chaque instant, dans les capillaires sanguins, et le total de la surface capillaire est d'environ 4 800 km !

Définition standard : Le Cœur, un organe creux et musculaire qui reçoit le sang des veines et le pompe vers les artères. Chez l'humain, le cœur est situé derrière la partie basse du sternum, légèrement à gauche du centre.

Aujourd'hui de nombreux scientifiques en sont arrivés à la conclusion que le Cœur n'est pas une pompe comme l'indique le monde universitaire. Le Cœur est un régulateur du flux sanguin, qui contrôle le sang qui implose dans notre corps par deux vortex jumeaux opposés crées à l'intérieur du cœur. Ce sont ces vortex qui sont si importants dans la manière dont le sang passe dans le cœur. Quand un vortex se forme dans le flux d'un liquide, ce flux s'accélère et cette augmentation du débit intensifie l'effet du vortex qui, à son tour, accélère le débit. Le vortex inclut aussi ce que l'on connaît sous le nom de Potentiel Zêta, qui aide à séparer et à disperser les cellules sanguines. Une plus grande partie de leur surface est alors exposée dans le sang et elles peuvent donc recevoir et transporter plus d'oxygène et autres nutriments dans tout le corps. Dans le cœur, la pression n'a pas un rôle propulsif, plus en avant le flux sanguin hélicoïdal est stoppé ; son énergie est transférée pour augmenter la vitesse du vortex. A son tour, l' augmentation de la vitesse du vortex induit une plus grande force éthérique qui accélère (active et renforce) le sang. Ceci n'est en aucun cas le processus complet de propulsion du sang, mais il est certainement très différent du flux d'eau dans une pompe.

[Marinelli R etal. The heart is not a pump. Frontier Perspectives 1993;5:10-25].

Je suis sûr qu'il est impossible de comprendre le fonctionnement du cœur sans accepter que le sang, en tant que structure liquide, joue un rôle actif dans le processus. Nous devons appliquer les concepts du Professeur Gerald Pollack présentés dans son livre "The Fourth Stage of Water : Beyond Solid, Liquid and Vapor" [Ebner and Sons Publisher, 2013]. Le Professeur Pollack a démontré par des expériences précises que l'interaction de liquide avec les parois capillaires crée la force électrique qui produit le mouvement du liquide. Cela permet au sang de passer dans les petits capillaires sans résistance, en transportant des leucocytes de taille supérieure au diamètre des capillaires. Cependant la description complète du fonctionnement du système sanguin reste encore à écrire.

Apporter des Corrections

N'oubliez pas que vous êtes absolument
unique. Comme tout le monde.

Margaret Mead
Anthropologiste américaine (1901-1978)

Sur la base des résultats de l'analyse Bio-Well, quand vous commencez à comprendre ce qui ne va pas avec votre patient, vous devez alors établir un plan d'action pour pouvoir apporter des corrections. Bien sûr, le traitement correctif devrait toujours se baser sur votre propre expérience, vos connaissances et vos propres modalités de guérison, même si cela veut dire que vous deviez vous spécialiser dans un domaine de la Médecine Intégrative Energétique. Nous ne pouvons pas fournir ici toutes les recettes pour tous les cas possibles. Nous ne vous donnerons que quelques étapes basiques bénéfiques à tous, indépendamment du niveau de stress ou de l'état de santé. Pour chaque cas, et quelles que soient les réponses au traitement obtenues, rappelez-vous de ces règles principales :

1. Toute maladie est le résultat d'années de développement. Les problèmes ne viennent pas de nulle part ; ils envahissent lentement une partie des défenses de l'organisme, l'une après l'autre: le transfert d'énergie quantique au départ, le niveau chimique des messagers du corps et les composants du système immunitaire, l'équilibre des différents composants du sang, la salive, l'urine et finalement le niveau physiologique des organes et des systèmes. Ce n'est qu'alors que les symptômes apparaissent. Avec Bio-Well, nous pouvons détecter des zones potentiellement fragiles, qui pourront constituer une zone à problèmes dans le futur. Mais à ce moment-là, il est encore possible d'intervenir en apportant des corrections.

2. Comme le problème s'est développé sur plusieurs années, il faudra aussi du temps pour améliorer la situation présente. Ne vous attendez pas à une guérison rapide après des années

de développement du problème. Vous devriez être persévérant et les patients doivent être patients.

3. Chaque organisme est singulier, et comme le dit le proverbe russe : "Ce qui est bon pour la Russie peut être mortel pour l'Allemagne." Continuez à suivre la personne après le traitement correctif et effectuez des ajustements selon les réactions individuelles. Bio-Well est un très bon outil pour cela. Nous vous recommandons de reprendre les mesures chaque jour. De là, si c'est possible, passez à une fois par semaine. Certains docteurs louent Bio-Well à leurs patients et peuvent ainsi vérifier les Bio-grammes sur internet depuis leur bureau.

4. Dans tous les cas, l'organisme est attiré par l'homéostasie ou l'équilibre entre le corps et son environnement externe. Il compense les fonctions manquantes par tous les moyens. Par exemple, en cas de mauvais fonctionnement d'un rein, l'autre prend en charge tout le travail. Même en cas d'AVC, quand certaines parties du cerveau meurent, d'autres cellules cérébrales les remplacent, fonctionnant à la manière des parties manquantes. Cela est connu sous le terme de plasticité cérébrale. L'homéostasie change quand vous démarrez la correction, ce qui peut faire ressurgir des problèmes jusqu'alors invisibles. Comme toujours, pour pouvoir analyser toute nouvelle condition, effectuez un suivi de la personne.

5. Les recommandations que nous offrons impliquent un changement de style de vie, de régime alimentaire et d'état d'esprit. Tous vos patients ne sont pas prêts ou ne souhaitent pas changer leurs habitudes. Peut-être vont-ils suivre vos recommandations pendant un certain temps, puis retourner à leurs vieilles habitudes.

6. Dans ce cas, les effets du traitement correctif seront faibles voir nuls. De nombreux problèmes de santé ont une origine génétique ou environnementale, d'autres non. Ne vous attendez pas à ce que votre traitement fonctionne à 100%.

7. Tous les problèmes liés au fonctionnement du cerveau, comme l'autisme, les différentes formes de schizophrénie et

les troubles psychosomatiques, ainsi qu'Alzheimer, forment des motifs très distincts sur les Bio-grammes, mais nous ne savons pas ce qui peut être fait, mises à part les recommandations habituelles.

8. Vos efforts se verront énormément amplifiés par l'utilisation d'appareils Energétiques, de la médecine quantique, et de diverses modalités incluant les fréquences et la lumière aussi bien au cabinet qu'à la maison. Vous pouvez trouver une description des différents instruments dans les travaux du Dr Len Wisneski.

Stratégies de Correction

Dans tous les cas, nous procèderons étapes par étapes selon les principes des Quatre Piliers de l'analyse Bio-Well, mais en sens inverse. Nous commencerons par les niveaux Emotionnels et de Stress et effectuerons des corrections sur l'équilibre sympathique/parasympathique. Ensuite, nous nous centrerons sur l'appareil digestif, avant de nous occuper des niveaux hormonaux. Bien sûr, ce n'est qu'une méthode. Dans la pratique, vous effectuerez les corrections basées sur les circonstances particulières de chaque personne.

Etape 1. Nettoyer et Fortifier l'Esprit

> *Après que Dieu a créé le monde, Il a créé l'homme et la femme. Alors, pour éviter l'effondrement du tout, il a inventé l'humour.*
> Guillermo Mordillo
> (Peintre des Temps Modernes,
> Dessinateur humoristique)

Comme nous l'avons vu auparavant, le stress est la première cause de décès. Le stress a lieu quand nous nous sentons dans un état d'inconfort émotionnel. La plupart d'entre nous créons cet état d'inconfort en assignant des significations indésirables aux expériences que nous vivons et en conséquence, notre réponse émotionnelle est négative. Le remède est la suppression de l'irritation et de la mauvaise humeur et leur remplacement par des sentiments d'amour et de compassion. Toutes pensées et émotions négatives vous reviennent en accord avec la loi de Newton : "Toute action entraîne une réaction égale." En créant et en irradiant plus d'émotions positives, vous recevrez plus de réponses positives de la vie.

De nombreuses études ont montré que non seulement les pensées, les émotions et les croyances influencent notre santé, mais aussi que le corps possède des cellules réceptrices qui correspondent avec nos pensées et émotions, et agissent comme leurs équivalents physiques.

La peur est l'émotion la plus dangereuse pour votre santé et votre bien-être. Le système endocrinien s'affaiblit dès qu'il y a une prépondérance d'émotions refoulées, gelées et niées, telles l'envie, la colère ou la peur. Comme le Pape Jean XXII l'a intelligemment signalé : "Ecoutez vos espoirs et vos rêves, pas vos peurs. Pensez à votre potentiel encore non-exploité, pas à vos frustrations. Intéressez-vous à ce qu'il est encore possible d'accomplir, pas à vos essais manqués."

Fortifiez votre esprit et améliorez votre santé mentale par la pratique de visualisations créatives, observez et reprogrammez vos croyances, reconnectez-vous et vivez en harmonie avec votre vraie raison de vivre.

Connectez-vous à votre nature spirituelle sous-jacente par la prière, la méditation, les techniques de respiration, le yoga, et par la pratique des arts martiaux, passez du temps dans la nature et faites de la gratitude une pratique régulière. L'aide d'un Maitre ou d'une organisation professionnelle peut être essentielle.

En ce qui concerne l'utilisation d'appareils complémentaires, nous avons eu de très bons résultats avec l'appareil BioCor.

BioCor est une méthode qui utilise de la musique et des fréquences pour améliorer la santé. Il est utilisé pour préserver la santé mentale et émotionnelle et peut aussi aider à améliorer la qualité de vie des personnes souffrant de troubles. Son but est de réduire le stress et l'anxiété, d'améliorer l'humeur, et d'améliorer la qualité de vie des gens.

BioCor est une combinaison de Musique associée à des Fréquences thérapeutiques basées sur votre propre fréquence auparavant mesurée par Bio-Well. Le fichier musical est enregistré au Tibet, avec sept bols tibétains. Ces sons sont modifiés selon votre propre fréquence. Pendant une durée de 10 minutes, la musique se transforme lentement en ce qui est le plus positif des sons thérapeutiques. Les principes des sons binauraux sont appliqués à cette composition spéciale. Le dispositif BioCor génère des ondes de Très Hautes Fréquences (EHF) dans la gamme millimétrique gigahertz avec une très faible intensité modulée par la musique Bio-Well. Plus largement utilisé dans les anciens pays de l'URSS, un rayonnement électromagnétique de

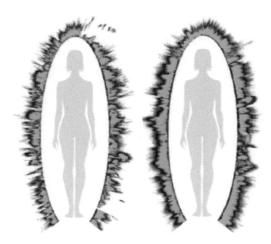

faible intensité (généralement 10mW/cm2 ou moins) à très haute fréquence (en particulier dans la gamme 40-70 GHz , ce qui correspond à la longueur d'ondes de 7.5 à 4.3mm) est utilisé en médecine humaine pour le traitement de nombreux types de maladies. Ce type de thérapie est appelé thérapie à Ondes Millimétriques (OMM) ou thérapie à très haute fréquence(EHF). Plus de 10 000 appareils sont utilisés pour la Thérapie à Ondes Millimétriques dans le monde et plus d'un million de personnes ont été traitées avec succès par les thérapies à ondes millimétriques depuis leur première utilisation documentée. Les gens n'ont pas besoin d'avoir de capacité musicale particulière pour bénéficier de la thérapie musicale.

Des recherches montrent que la Thérapie BioCor peut aider à soulager le stress et l'anxiété et aider à lutter contre la dépression. Les résultats ont montré que l'écoute de musique à inductions de BioCor a un effet bénéfique sur la pression artérielle, la fréquence cardiaque et la fréquence respiratoire. La thérapie BioCor influence directement la structure cellulaire de l'organisme. Comme des recherches approfondies en Russie l'ont démontré , 10 minutes de traitement chaque soir contribuent au bien-être des patients.

Ci-dessus, un exemple du Champ Energétique Humain, avant et après l'utilisation de BioCor.

Après une session, vous pouvez reprendre la mesure Bio-Well pour observer les effets de BioCor et générer un nouveau fichier musical.

Avertissement : BioCor n'est pas un appareil médical. Il n'est pas prévu pour le traitement, mais seulement pour le soulagement du stress en agissant sur le champ énergétique d'une personne.

Etape 2. Nettoyer et Régénérer Votre Corps

> *Le meilleur moyen de rester en bonne santé est de manger ce que vous ne voulez pas manger, de boire ce que vous ne voulez pas boire et de faire ce que vous n'aimez pas faire.*
>
> *Mark Twain (1835-1910)*

Les plus importants facteurs de vieillissement sont les toxines et l'acidité des tissus. Comme le Dr Galitzer l'écrit : "Nous vivons dans un monde rempli de toxines. Pratiquement toute personne vivante aujourd'hui, même les nouveau-nés, porte en elle un cocktail toxique de produits chimiques, de pesticides, d'additifs et de conservateurs alimentaires, une large gamme de métaux lourds nocifs à la santé, ainsi que des restes de médicaments et d'hormones synthétiques, qui se trouvent dans notre alimentation et nos réserves d'eau. A cause de ce fait alarmant, le premier pas vers une meilleure santé, plus d'énergie et de dynamisme est de réduire la charge de toxines dans votre corps, pour que ses organes, en commençant par le foie, puissent à nouveau fonctionner de manière optimale."

Les déchets sont le problème des civilisations modernes. Dans chaque mer, dans chaque océan, vous pouvez voir flotter des bouteilles en plastiques, dont la dégradation prendra des centaines d'années. De hauts niveaux de mercure et de métaux lourds ont été relevés dans les populations de pingouins de l'Antarctique. Nous devons accepter que tout cela se trouve aussi à l'intérieur de nos corps. Ces toxines créent des ravages à l'intérieur de notre organisme, provoquant toutes sortes de maladies. Un autre facteur concerne l'état du côlon, en particulier, le syndrome de "l'intestin perméable."

Quand le côlon ne fonctionne pas correctement, il ne peut pas se défaire de tous les déchets et le corps doit alors faire face à ces toxines non-éliminées. De nombreuses femmes se plaignent de ne pouvoir perdre du poids malgré leurs efforts, toutes sortes de régimes et de sports. Le problème est la graisse en trop, spécialement autour de la ceinture.

Dans le corps humain, nous pouvons distinguer trois types de graisses. Le premier est la graisse structurelle qui comble les espaces entre les organes, une espèce de matériel à emballer. Le second est la réserve normale d'énergie dont le corps peut librement se servir par le biais de l'appareil digestif quand il en a besoin. Ces réserves normales sont situées partout dans le corps. La graisse est une substance qui emmagasine le plus de calories possibles dans un espace le plus restreint de manière à ce que la réserve d'énergie pour les activités musculaires et le maintien de la température corporelle puisse être stockée de manière économique. Ces deux types de graisses, structurelle et de réserve sont normales, et même si le corps en stocke le plus possible, ce n'est jamais de l'obésité. Mais il existe un troisième type de graisse, qui est totalement anormal. C'est de l'accumulation de cette graisse, et seulement de celle-là, dont le patient en surpoids souffre. Cette graisse anormale est aussi une réserve potentielle d'énergie, mais au contraire des réserves normales, elle n'est pas disponible pour le corps lors d'une urgence nutritionnelle. Elle est inaccessible contrairement à la réserve normale. La graisse anormale est l'endroit où les toxines sont enfermées.

Un autre problème est l'excès d'acidité du corps mesuré par le taux de pH. Le pH est la concentration d'ions d'hydrogène dans les fluides sanguins. Il est mesuré sur une échelle de 0 à 14, 7 étant neutre. Le pH de vos fluides devrait se situer entre 7.35 et 7.45. Un pH au-dessous de 7 est le signe de maladies, cancer inclus. Dans cette situation, les organes n'ont pas assez d'énergie, donc ni les enzymes, ni les processus qu'ils activent ne peuvent fonctionner correctement. L'acidose cause une perte de la production d'énergie dans les mitochondries, provoquant une fatigue cellulaire et la mort prématurée des cellules.

Le principal facteur qui permet de rétablir le niveau de pH adéquat est de donner à votre corps des quantités suffisantes d'eau au pH de plus de 7.3 et une bonne supplémentation en minéraux. Contrôlez le pH de votre eau et prenez les mesures nécessaires pour obtenir de l'eau au pH approprié.

Surpoids

Pour vous aider à affronter ce problème, il est nécessaire de calculer votre Indice de Masse Corporelle (IMC). Vérifiez votre poids correct selon votre IMC:

Tableau. Indice de Masse Corporelle

1		40	45	50	55	60	65	70	75	80	85	90	95	100
2		88	99	110	120	132	143	155	165	176	187	198	209	220
3	4													
140	4.5	20	23	26	28	31	33	36	38	41	43	46	48	51
145	4.7	19	21	24	26	29	31	33	36	38	40	43	45	48
150	4.9	18	20	22	24	27	29	31	33	36	38	40	42	44
155	5.0	17	19	21	23	25	27	29	31	33	35	37	40	42
160	5.2	16	18	20	21	23	25	27	29	31	33	35	37	39
165	5.4	15	17	18	20	22	24	26	28	29	31	33	35	37
170	5.6	14	16	17	19	21	22	24	26	28	29	31	33	35
175	5.7	13	15	16	18	20	21	23	24	26	28	29	31	33
180	5.9	12	14	15	17	19	20	22	23	25	26	28	29	31
185	6.0	12	13	15	16	18	19	20	22	23	25	26	28	29
195	6.4	11	12	13	14	16	17	18	20	21	22	24	25	26
200	6.6	10	11	13	14	15	16	18	19	20	21	23	24	25

1 - Poids, kg, 2 - Poids, lbs, 3 - Taille, cm, 4 - Taille, pied

Comment cela affecte-t-il votre santé ?

IMC inférieur à 18.5

En cas de poids insuffisant (particulièrement pour les personnes d'âge mûr) il existe un risque de troubles cardiaques, de dépression ou autres problèmes émotionnels, comme l'anémie.

IMC 18.5 - 22.9

Un bon indicateur pour la plupart des gens. Le poids idéal.
IMC 23 - 24.9

La plupart des experts considèrent qu'il s'agit d'un bon chiffre, mais comparé à la catégorie précédente, il y a quelques risques de problèmes.
IMC 25 - 27

Attention, contrôlez votre poids. Avec cet IMC, des problèmes peuvent apparaître.
IMC supérieur à 27

Grand risque de maladies comme le diabète, l'hypertension et la dépression.

Un régime riche en calories est dangereux pour la santé.

Il a été prouvé par de nombreuses recherches qu'un régime pauvre en calories prolonge la vie.

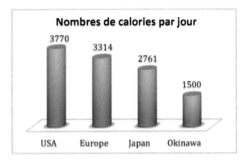

Espérance de vie:

USA - 79.3,
Europe centrale - 81-82,
Japon - 83.7, Okinawa - 92.

Comme nous le savons, la longévité moyenne, en Europe et au Japon, est plus longue qu'aux Etats-Unis, et le plus grand nombre de personnes âgées se trouve à Okinawa. Les héros des contes de fées russes, qui vivent longtemps, sont minces, sveltes et forts.

Le Paradoxe Français

> *Au lieu d'histoires sur les grâces divines,*
> *nous sommes condamnés à la disgrâce.*
> *Les rêves sont vides ; de belles vierges, des*
> *roses, des fontaines ... Il vaut mieux boire*
> *que de s'interroger sur la vie après la mort !*
>
> *Omar Khayyam (1048–1131)*

Dans leur régime, les français consomment 40% plus de graisse animale, quatre fois plus d'huile, 60% plus de fromages et trois fois plus de porc que les américains, mais les décès par maladies cardiovasculaires sont en France deux fois moins élevés qu'aux Etats-Unis.

Ces dernières années, il a été démontré qu'une consommation modérée d'alcool affecte le corps de manière positive, comme on le dit "Le vin est un produit de Dieu, et boire, l'acte de Satan". Le vin améliore le "bon" cholestérol qui protège les vaisseaux sanguins, améliore la circulation sanguine, et atténue les effets négatifs du stress. Le vin rouge a de nombreux avantages: il contient du resvératrol, il a un fort effet anti-inflammatoire, il protège le cœur, et aide à prévenir le cancer. Le resvératrol se trouve dans la peau des raisins, le vin rouge, le chocolat, les cacahuètes et les mûres. Le vin rouge contient 50-100 mg de resvératrol car on utilise la peau des raisins dans sa préparation, tandis que le vin blanc, fait uniquement de jus de raisins, n'en contient pas.

Mais tout dépend de la quantité. Nous ne pouvons pas dire : buvez telle quantité de vin par jour, et vous vivrez 5 ans de plus. La dose est purement individuelle. Cela dépend de l'activité des enzymes qui transforment l'alcool. Par exemple, chez les japonais, les gens du nord et les indiens d'Amérique, ces enzymes ne fonctionnent pratiquement pas. Donc les japonais savourent le saké dans de petites tasses et les colons américains peu scrupuleux utilisaient l'"eau de feu" pour régler les problèmes qu'ils avaient avec les chefs indiens.

Nous voudrions vous faire remarquer que les alcools forts ou la bière n'ont pas le même effet que le vin rouge. C'est pourquoi nous demandons toujours à nos patients d'éviter d'en consommer. L'effet à long terme est bien trop dévastateur pour un moment de plaisir si court.

Drainage et Détoxification

Une fois, j'ai essayé une cure de jus, et le troisième jour j'avais des envies de meurtre.

Behati Prinsloo,
Mannequin

Selon les recommandations du Dr Galitzer, la détoxification devrait s'effectuer en deux étapes : le drainage et la cure détox.

Le Drainage est la stimulation des organes qui éliminent les toxines. La partie la plus importante de ce processus est l'eau. Vous devriez boire de 8 à 10 verres (2 litres) d'eau pure par jour. Commencez la journée par 1 ou 2 verres d'eau avant le petit-déjeuner. Buvez de l'eau avant, pendant et après chaque repas. L'idée qu'il est nocif de boire de l'eau pendant les repas a été totalement réfutée par les dernières études. Boire de l'eau aide les reins et la vessie à éliminer les toxines.

Pour aider au drainage des reins et du foie, assurez-vous d'éviter la viande rouge, les additifs, les aliments raffinés, le sucre, et mangez plein de fruits et de légumes bio. Mangez-les crus ou faites des jus frais. Une fois par semaine, faites un jeûne de jus de légumes frais. En combinant différents types de légumes, vous obtiendrez une plus large gamme de nutriments. N'oubliez pas d'y ajouter un morceau de gingembre cru.

Un autre élément du drainage est l'exercice quotidien et la respiration profonde. Tous les sports peuvent favoriser le drainage lymphatique car la contraction musculaire fait circuler la lymphe. Si vous n'êtes pas un grand athlète, essayez de marcher au moins 3 kilomètres par jour, de préférence dans la nature.

Etape de Détoxication

Après deux semaines de drainage, vous serez prêt pour la cure détox. Vous devriez boire beaucoup d'eau (cela devrait devenir une habitude pour votre vie entière), manger sainement et faire de l'exercice. Alors, vous pourrez suivre cette procédure pour détoxifier votre foie/ vésicule biliaire.

Pendant six jours, buvez un ou deux verres de jus de pommes bio par jour. Le jus de pommes ramollit les calculs biliaires et agrandit les conduits biliaires, en conséquence il facilite leur expulsion de la vésicule biliaire. Pendant ces jours-là, évitez toutes les protéines animales, le lait et les produits laitiers, le café, le thé, le sucre, le blé et les hydrates de carbone.

Le matin du septième jour, commencez par prendre deux verres d'eau pure. Quinze minutes plus tard, prenez deux cuillères à soupe d'huile d'olive bio pression à froid, mélangée avec la même quantité de jus de citron fraîchement pressé. Trente minutes plus tard, vous pourrez prendre un petit-déjeuner léger.

A partir de 14 heures ne mangez plus rien, ne buvez que de l'eau. Dans un pichet, préparez un mélange de quatre cuillères à soupe de sel d'Epsom et trois tasses d'eau. Placez le mélange au réfrigérateur.

A 18 heures, buvez ¼ de ce mélange. Vous pouvez boire un peu de jus de citron pour atténuer l'amertume. A 20 heures, buvez-en une autre dose. A 21h45 préparez le mélange suivant : pressez un ou plusieurs pamplemousses et/ou citrons pour obtenir les ¾ d'une tasse, enlevez la pulpe. Mélangez le jus avec ½ de tasse d'huile d'olive. Bien mélanger. A 22 heures, buvez ce mélange en restant debout et en 5 minutes maximum. Ensuite, allongez-vous sur un lit avec la partie supérieure du corps surélevée. Restez calme pendant les 20 minutes suivantes puis dormez.

Au réveil, prenez votre troisième dose du mélange de sels d'Epsom, mais pas avant 6 heures du matin. Si vous ressentez une indigestion ou des nausées, attendez qu'elles passent avant de le boire. Deux heures plus tard, buvez la quatrième dose du mélange.

Deux heures plus tard, buvez un verre d'eau citronné ou de jus de légumes bio fraîchement pressé. Une demi-heure plus tard, vous pourrez prendre un petit-déjeuner léger.

Détoxification du Foie - Facteurs Nutritionnels

Les vitamines anti-oxydantes comme la vitamine C, le beta-carotène, et la vitamine E sont évidemment très importantes pour la protection du foie, elles aident aussi à la détoxication, mais mêmes des nutriments simples comme la vitamine B, le calcium, et les traces de minéraux sont essentiels à l'élimination des métaux lourds et autres composants toxiques. Les agents lipotropes : choline, bétaïne, méthionine, vitamine B6, acide folique, et vitamine B12, sont nécessaires car ils permettent l'écoulement de la graisse et de la bile depuis et jusqu'au foie. Il y a une longue liste de plantes qui ont un effet bénéfique sur le fonctionnement du foie.

Le Dr Borkin a mis en place un protocole spécialement conçu pour détoxifier les organes principalement impliqués dans la transformation et l'élimination des toxines. Le programme consiste en deux compléments qui travaillent en synergie pour influencer la détoxication. Le premier est une crème transdermique qui contient: Acide Alpha Lipoïque, L-Tyrosine, L-Glutamine, Diindolylméthane, calcium EDTA, Pyridoxine, citricidal ainsi que de l'acide folique. La crème détox transdermique est appliquée directement sur la peau près du foie. Quand elle est appliquée sur les tissus de la zone, elle pénètre profondément dans les tissus et stimule l'élimination des toxines hépatiques et des métaux lourds vers l'appareil digestif. Un complément alimentaire est pris au même moment pour assurer l'élimination des toxines, en attrapant les toxines libérées par l'effet de la crème. Les gélules de détoxication orale : prenez 2 ou 4 gélules avec un grand verre d'eau à jeun. Prenez ensuite un autre grand verre d'eau claire. La première semaine, cela devrait être fait deux fois par jour, au lever et deux heures avant le coucher. Après sept jours, réduisez la dose à une fois par jour.

Une détoxication complète de ce type aide à nettoyer le sang et les tissus adipeux (graisse), là où les toxines peuvent être difficiles à déloger.

Voici une liste d'ingrédients que le Dr Borkin utilise lors de la détoxication orale : extrait de feuilles artichaut, L-Glutamine, graines de psyllium, extrait d'asperges, extrait d'ail, cascara, racine de gingembre, graines de fenouil, igname sauvage, chlorophylline et persil, calcium EDTA, beta glucanes, feuilles de menthe poivrée, et feuille de séné.

Vous devriez toujours consulter votre médecin avant de commencer un drainage ou une détoxication.

Etape 3. Equilibrer votre Système Nerveux Autonome

> *En ce qui concerne le maladies, les Médecins devinent : s'ils ne savent pas de quelle maladie il s'agit, ils l' appellent nerveuse.*
>
> *John Keats (1795-1821)*

Comme nous l'avons vu auparavant, l'équilibre sympathique/ parasympathique du système nerveux autonome (SNA) est l'un des éléments essentiels à la santé, l'un des quatre piliers. Un grand pourcentage de la mortalité et morbidité peut être attribué au déséquilibre autonome entre les systèmes nerveux sympathique et parasympathique de régulation des fonctions cardiovasculaires. De récentes études ont montré que le déséquilibre du système nerveux autonome peut être un indicateur de risque de mort subite. Le rétablissement de l'équilibre du système autonome est possible comme cela a été montré par des changements thérapeutiques de style de vie, l'augmentation de l'activité physique , et de puissants antioxydants comme l'acide α-lipoïque.

Les exercices qui cultivent le CHI sont les plus recommandés, ils aident à équilibrer le SNA correctement. Des exemples de ces disciplines sont le yoga, tai chi, qi-gong ou simplement les promenades dans la nature. Dans de nombreux cas où des personnes ne pouvaient pas transformer leur corps ou perdre de la graisse en suivant un programme typique de bodybuilding , après une période de pratique d'exercices énergétiques, ainsi que des changements alimentaires et de style de vie, leur corps a changé de manière favorable et rapide !

Le Dr Galizer recommande de suivre ces mesures pour un fonctionnement optimal du SNA :
- Mangez des aliments riches en potassium et prenez des suppléments de potassium.

- Buvez des infusions de menthe poivrée, de lavande et de tilleul.
- Effectuez des respirations profondes.
- Gargarisez-vous.
- Chantez à voix haute.
- Stimulez votre réflexe nauséeux.
- Faites du yoga.
- Méditez.

L'eau et les aliments (pas un régime !) sont essentiels à l'équilibre du SNA.

Tout le monde ne doit pas suivre le même régime alimentaire. Pourquoi certaines personnes obtiennent des résultats miraculeux alors que d'autres voient leur état empirer alors qu'elles suivent le même régime? La réponse est dans l'état du SNA. C'est cela qui détermine quels aliments sont mieux digérés, et quels aliments équilibrent le mieux le système autonome d'une personne. Par exemple, un sympathique dominant correspond à une personne avec une digestion lente et avec une tendance à l'acidité. Elle aura besoin de plus de légumes faciles à digérer, et ne devrait pas manger trop de viandes, spécialement la viande rouge. Les aliments riches devraient être évités.

Inversement, la personne para sympathicotonie devrait mettre plus de viande dans son régime. Son système digestif est plus efficace. Elle a une tendance à l'alcalinité. Pour équilibrer le SNA, il faudra un traitement individualisé. L'absorption de nourritures industrielles déficientes endommage le système digestif et particulièrement le pancréas. La consommation de produits à base de sucre raffiné, de blé industriel, d'OGM, produit des déséquilibres du SNA.

De la même manière qu'on ne peut déterminer de portions identiques pour tous les individus lors d'un régime, il en va de même pour les nutriments. Tout comme la nourriture, les nutriments peuvent stimuler ou inhiber le SNA. Les nutriments qui calmeraient le système sympathique et qui stimuleraient le système parasympathique seraient plus bénéfiques. Par exemple, une personne typique avec un sympathique dominant devrait prendre des vitamines D, C, B1, B2, B3, B6, acide folique, K, et des minéraux : potassium, magnésium, et manganèse. La personne avec un parasympathique dominant devra prendre de la vitamine A, E, C, B12, inositol, choline, niacinamide, calcium, et acide pantothénique. Ces conseils sont des moyens simples mais efficaces de conserver l'équilibre entre stress et rétablissement sur une base quotidienne :

Sens	Activation Sympathique-bouton ON	Promotion Parasympathique - Bouton OFF
Vision	Lumière naturelle vive	Faible intensité lumineuse ou obscurité
Ouïe	Ecoute de sons intermittents, exaltants, musique énergique, émission-débat de radio intéressant ou podcast	Musique douce relaxante ou bruit de fond (ex. ventilateur) absence de son vibratoire. Silence
Odorat	Eucalyptus, menthe poivrée, caféine	Lavande, rose ou huile essentielle pour le bain.
Toucher	Toutes stimulations tactiles intermittentes ex : quelqu'un vous touche l'épaule de manière intermittente.	Lit confortable avec draps propres, sans plis. Massage relaxant
Proprioception	Activité physique	Flotter sur l'eau, long bain chaud, massage relaxant
Température	Température Non-humide confortable autour de 22-24°C	Bain chaud avec huile essentielle de lavande. Environnement humide vous endormira pendant la journée. Environnement confortable mais frais la nuit pour aider le sommeil.

Voici les conclusions de Tom Buckley et Andrew May : "Nos corps ne sont pas faits pour fonctionner à toute allure 24/7, 365 jours par an. C'est pourquoi un si grand nombre de gens sont gros, frénétiques et épuisés ! Utilisez le bouton ON à votre avantage et faites travailler votre système nerveux sympathique quand vous avez besoin d'être super productif et de finir votre travail à la maison et au travail. Assurez-vous de construire des stratégies qui vous aident à activer le bouton OFF de votre système nerveux parasympathique et à conserver l'énergie, en vous aidant à vous rétablir et à vous régénérer. Trouver le bon équilibre entre ON et OFF vous aidera à être plus performant." (www.andrewmay.com).

Comme nous l'avons vu plus tôt, l'état de la colonne vertébrale est responsable du bon fonctionnement du SNA. Des corrections au niveau de la colonne vertébrale peuvent être pratiquées pour équilibrer le SNA. Nous recommandons à tous nos patients de consulter un ostéopathe régulièrement. Cette méthode est une approche thérapeutique holistique unique (corps dans son entier). Les ostéopathes ne traitent pas seulement la zone à problème, mais utilisent des techniques manuelles pour équilibrer tous les systèmes du corps, pour assurer un bon état de santé général et de bien-être. Les ostéopathes utilisent un ensemble de techniques manuelles douces comme l'étirement doux des tissus, les profondes pressions tactiles et la manipulation des articulations. L'ostéopathe ne soigne pas, mais il encourage et permet au corps de se soigner grâce à ses propres capacités de guérison. Il défait les blocages et diminue l'immobilité qui entrave la guérison. Après le traitement, le corps a besoin de temps pour répondre à ces techniques. Il y a normalement un délai d'au moins une semaine entre deux traitements.

En utilisant le Bio-Well, vous observerez immédiatement les effets de l'ostéopathie dès la toute première session. Nous avons publié un article en collaboration avec le président de la Société d' Ostéopathie de Russie , le professeur Dmitriy Mohov et le membre fondateur de l'Académie d'Ostéopathie de France Serge Paoletti (Korotkov K, Shevtsov A, et.al.: Stress Reduction with Osteopathy assessed with GDV Electro-Photonic Imaging: Effects of Osteopathy Treatment. J Alt Compl Med 2012,18,3: 251-257) qui prouve que la majorité des 33 destinataires de séances d'ostéopathie effectuées   par Serge Paoletti ont ressenti une réduction de leur niveau de stress et une augmentation de l'intensité des zones mesurées par EPI ainsi qu'une amélioration de la tension artérielle. La soudaine amélioration de tous ces paramètres simultanément est bénéfique aux patients. Tous les sujets étaient de bonne humeur après le traitement. Beaucoup d'entre eux virent leurs douleurs disparaître et leurs muscles se relaxer. Ces changements sont observés dans tous les paramètres analysés, tant sur le plan psychosomatique que somatique. Donc, les manipulations ostéopathiques offrent une relaxation durable et profonde. Cette étude fournit aussi une information intéressante. Le Dr Paoletti pratique la relaxation quotidienne et cela lui permet de travailler dur sans stress ajouté.

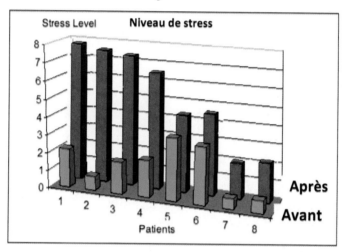

Fig. EPI Stress Coefficient pour 8 patients avant et après les séances d'ostéopathie.

D'autres traitements énergétiques, comme la thérapie laser, la chromothérapie et la sonothérapie, peuvent aussi être bénéfiques. Les huiles essentielles sont aussi de bons régulateurs du SNA.

Etape 4. L'appareil Gastro-Intestinal (GI)

> Je ne m'inquiète jamais à propos des régimes. Les seules « carottes » qui m'intéressent sont celles que l'on trouve dans les diamants.
>
> Mae West, actrice (1893-1980)

Le mode de vie du 21e siècle est la cause de bien des problèmes de santé, y compris les fréquents dysfonctionnements de l'appareil digestif. En même temps, nous comprenons ce qui peut être fait pour garder votre appareil digestif en bonne santé. Voici les grands principes à suivre pour le garder en état de fonctionnement optimal.

Bien manger : Nourriture saine plutôt que Régime.

Manger des aliments sains fait partie intégrante d'une bonne hygiène de vie. Vous pouvez utiliser ces conseils pour changer votre alimentation de façon simple :

Introduisez plus de légumes. Mangez des salades tous les jours. Ajoutez des légumes partout où vous le pouvez, une tomate, des poivrons... Faites l'impasse sur les sauces. Utilisez des huiles végétales non raffinées, vous en trouverez de nombreuses variétés dans n'importe quel magasin diététique. Ajoutez du jus de citron. Mangez plus de fruits. Si vous n'avez pas de régime particulier, vous pouvez manger jusqu'à quatre fruits différents par jour.

Mangez des produits laitiers peu caloriques ou sans graisses. Trouvez des substituts. Repérez dans vos placards ou vos réfrigérateurs les aliments que vous mangez tous les jours et la prochaine fois que vous faites les courses, trouvez-leur des substituts moins caloriques. Notez le contenu nutritionnel de ce que vous mangez tous les jours.

La plupart des produits céréaliers que vous consommez devrait être à base de céréales complètes et non pas de farines raffinées. Votre liste devra donc inclure pain complet, pâtes au blé complet et céréales complètes pour le petit-déjeuner. Les céréales complètes sont essentielles pour les vitamines et les fibres qui font souvent défaut dans les régimes modernes.

Lisez les étiquettes pour rechercher les ingrédients.

Vos choix en matière de protéines et de viande devraient toujours consister principalement en poisson, volaille et autres viandes maigres. Les œufs, les noix et autres fruits à coques, les grains et les légumineuses sont aussi de bons choix pour leur apport en protéines. Optez pour des viandes et des poissons frais ou surgelés non panés. Evitez les aliments panés et frits. Ils ont une teneur élevée en graisses et en sel.

Limitez les sucreries. Le sucre est un danger ! Le bon chocolat est préférable à tout autre type de sucrerie.

Privilégiez les façons saines de préparer la nourriture. Voici une liste de manières de préparer les aliments, par ordre décroissant de préférence :

1. Fruits et légumes frais.
2. Poêle double-face à fond épais.
3. Grill (cuiseur aérogrill, four, barbecue, mais pas de four à micro-ondes !).
4. Cuiseur vapeur.
5. Four.
6. Salaison.
7. Congélation.
8. Faire bouillir.

Le régime méditerranéen, macrobiotique et autres régimes similaires sont bénéfiques pour la santé.

Portez une attention spéciale à l'Eau que vous buvez. L'Eau c'est la Vie : Une Bonne Eau équivaut à une Bonne Vie. L'eau de source, non gazeuse, est recommandée. Installez des filtres à eau chez vous, l'eau structurée est optimale. Ajoutez des pierres gemmes, du silicone, de la Shungite, etc. dans un pot en argent et laissez-y l'eau pendant une heure. Buvez un verre d'eau le matin, avant et pendant chaque repas. Le thé et le café sont à considérer comme de la nourriture, pas comme de l'eau !

Les compléments alimentaires sont des vitamines, des minéraux, des herbes et autres substances qui sont là pour améliorer votre alimentation. Consultez un nutritionniste afin d'être guidé dans votre choix. (Nous reviendrons sur ce sujet plus tard).

Temps pour Guérir

Le temps qu'il faut pour que les intestins se soignent et rétablissent leurs fonctions normales est variable d'un individu à l'autre. Certains docteurs cependant pensent qu'un minimum de trois mois est nécessaire pour que la guérison soit vraiment acquise. Les fibres fructo-oligosaccharides (FOS) sont des fibres de choix pour le syndrome de l'intestin perméable. C'est un aliment source de croissance pour la bactérie Bifidus mais pas pour les champignons tels que le candida albicans ou les autres organismes types levures présents dans l'intestin. D'autres compléments additionnels sont : le butyrate, l'extrait de réglisse déglycyrrhiziné (DGL), la NAG (N-Acetylglucosamine), l'ascorbate de zinc, l'ascorbate de magnésium, la vitamine A et l'acide gamma-linolénique (GLA). Une sélection rigoureuse est essentielle pendant le processus de guérison.

Etape 5. Le système endocrinien

Si j'avais su que j'allais vivre aussi longtemps, j'aurais mieux pris soin de moi.
Mickey Mantlie, joueur de baseball
(1931-1995)

Comme il a été démontré précédemment, beaucoup de gens souffrent de déséquilibres endocriniens à différents niveaux, et dans la plupart des cas, cela est lié au stress permanent. Ainsi, la première recommandation pour la majorité des patients serait de faire en sorte de gérer efficacement leur stress. Le chapitre précédent présentait une des approches possibles face à ce problème, celle du Dr Borkin, qui combine l'usage de différentes crèmes et compléments alimentaires et un effort personnel pour s'imposer une alimentation correcte et la pratique d'exercices réguliers dans sa vie quotidienne. Le fait de s'alimenter correctement et de boire une quantité suffisante d'eau chaque jour va jouer un rôle vital.

En plus de votre dose d'exercice quotidien, Dr Galitzer fait les recommandations suivantes permettant de booster votre adrénaline :

- Ne sautez pas de repas, surtout le petit-déjeuner, et faites en sorte que chaque repas contienne des protéines.
- Ne mangez jamais de nourriture à haut index glycémique sans protéines.
- Mangez des fruits et légumes chaque jour.
- Utilisez du sel marin, celtique ou de l'Himalaya.
- Ne mangez pas de graisses malsaines, en particulier les graisses hydrogénées ou les acides gras trans.
- Dormez 7-8 heures par jour, et le week-end octroyez-vous autant d'heures de sommeil que vous en avez envie.
- Essayez de vous exposer tous les matins au soleil.
- Cherchez des opportunités de rire tout au long de la journée.
- Méditez et adoptez une respiration profonde abdominale.
- Essayez de ne pas trop travailler.

Complémentation alimentaire

Recommandations du Dr. Michael Borkin

Les compléments alimentaires suivants jouent un rôle important dans la compensation du stress:

- La vitamine A : comme le bêta-carotène (25,000 IU/jour). Nécessaire pour maintenir les membranes muqueuses en bonne santé, celles-ci protégeant les tissus sensibles qui sont sources d'inflammations et de stress lorsqu' ils sont irrités.
- Le complexe de vitamines B : (2550 mg/jour), en particulier B1 (Thiamine), B3 (Niacine), B-5 (acide pantothénique), B-6 (Pyridoxine), et B-12 (Cobalamine). Ces vitamines B sont

impliquées dans la formation et la transformation des hormones stéroïdiennes. Elles sont hydrosolubles et ont besoin d'être fréquemment remplacées car le corps ne peut en stocker de grandes quantités.

- La vitamine C (2000 mg/1000 mg/jour) : Préférable de l'utiliser sous une forme au pH neutre, telle que l'ascorbate ou l'Ester-C. Nécessaire pour un bon équilibre immunitaire, la vitamine C aide à réduire l'oxydation qui cause un stress anormal au niveau du foie et du système endocrinien. Les glandes surrénales contiennent plus de vitamine C que n'importe quel autre tissu du corps.

- La vitamine D (400-1000 IU/jour) : Similaire en structure aux stéroïdes. Nécessaire pour une bonne utilisation du calcium. Le calcium n'est pas seulement une partie intégrale de l'os, il est aussi nécessaire à la relaxation des muscles.

- La vitamine E (400-800 IU/jour, jamais plus de 800 IU) : antioxydant nécessaire, aux rôles variés selon qu'elle est associée aux vitamines A, C ou D. Aide à stabiliser les membranes des cellules et à protéger certains tissus plus sensibles à l'oxydation tels que la peau, le foie, les yeux, la poitrine et les testicules.

  L'acide alpha-lipoïque (100 – 400 mg/jour) : Rôle changeant incluant l'augmentation de la production d'ATP (carburant cellulaire). Il agit aussi comme antioxydant et aide à débarrasser le corps des métaux lourds.

- Le magnésium (250 – 1000 mg/jour) : Nécessaire à l'activité des muscles, inclus l'appareil digestif. Important pour éviter les crampes et la constipation.

- La biotine (1000 mcg avant les repas) : Aide à maintenir un bon taux glycémique.

- Les probiotiques (inclus Acidophilus; les dosages varient)

- L'acide alphalipoïque (100-200 mg deux fois par jour)

- Le calcium (1 cc/jour de Coral Calcium)

- Le magnésium chélaté (1000 mg/jour)

- La racine de réglisse (à utiliser si le taux de cortisol est faible)

- La phosphatidylcholine (précurseur de l'acétylcholine à utiliser si le taux de cortisol est faible)

- La phosphatidylsérine (revitalise les cellules nerveuses à utiliser si le taux de cortisol est élevé)
- Le ginseng sibérien (à utiliser si le taux de cortisol est élevé)
- La Maca royale (influence l'action de l'hypothalamus important dans toute thérapie hormonale).

Il existe de nombreux cas pour lesquels les gens ont besoin de testostérone (hommes), progestérone (femmes), de soutien de la thyroïde ou d'une thérapie hormonale spécifique. Mais ces hormones ne peuvent être administrées que par un docteur. Evitez toute automédication en ce qui concerne les questions hormonales.

Cofacteurs importants

Une complémentation correcte est nécessaire en cas de stress. Les compléments suivants jouent un rôle important dans la compensation du stress.

Complémentation spécifique

Si le cortisol est élevé, utilisez :

- La sérine phosphorylée- 800 mg/jour (400 mg x 2, à prendre 10 min avant un repas) (Les études suggèrent que moins de 800 mg n'a pas ou peu d'effet sur la diminution du cortisol).
- La prégnénolone - 12 mg par voie transcutanée ou sublinguale ou 25 mg par voie orale
- La progestérone - 25mg par voie transcutanée ou sublinguale ou 50 mg par voie orale. A utiliser en cures, 3 semaines par mois. En cas de menstruations, utiliser seulement entre J7 et J24.
- Le ginseng - 100-500mg 3 fois/jour, avant les repas. (Utiliser le Ginseng Panax ou le sibérien)
- La DHEA - 12 mg par voie transcutanée ou sublinguale ou 25 mg par voie orale
- La crème Endosis IC (voie transcutanée) - 1/8 - 1/4 cc, 2 fois/jour.

Si le cortisol est bas, utilisez :

- L'extrait de réglisse (ratio 5:1) 5 gouttes, 4 fois/jour
- La prégnénolone - 12 mg par voie cutanée ou sublinguale ou 25 mg par voie orale
- La phosphatylcholine 1 - 9 g/jour 500 mg, 1 à 3 fois/jour
- La crème Endosis IC (voie transcutanée) - 1/8 - 1/4 cc 2 fois/jour
- Un bilan hormonal aidera à déterminer le dosage exact et les heures exactes auxquelles il faudra prendre ces compléments.

Le Mode d'administration transcutané

En plus des besoins individuels, un facteur important concernant les dosages corrects de n'importe quel complément est la vitesse avec laquelle il est métabolisé puis éliminé par le corps. C'est ce qu'on appelle la détoxication métabolique. Un complément, et en particulier une hormone, ne devrait pas rester trop longtemps ni s'accumuler dans le corps, au risque d'interférer avec les changements qui doivent se produire pour rendre la supplémentation efficace, comme dans le cas de nombreuses femmes, le passage nécessaire des œstrogènes à la progestérone.

Un complément à base de crème hormonale transcutanée fonctionne mieux. Elle s'applique aisément et est facilement libérée, sans avoir à subir la dégradation due au système digestif ou au foie. Toute supplémentation est dépendante d'une bonne absorption et d'une bonne utilisation. Le moyen le plus efficace de contourner les obstacles les plus communs à une bonne supplémentation est donc de la délivrer à travers la peau. En outre, la voie transcutanée est le choix optimal en cas de système digestif perturbé.

La plupart des crèmes hormonales disponibles sur le marché se prétendent transcutanées alors que ce ne sont que de simples pommades topiques. Le gros problème avec ces crèmes topiques c'est que la plupart utilisent une base huileuse cosmétique bon marché. Elles sont absorbées par les cellules graisseuses, et on peut encore en trouver des traces dans les tissus du corps plusieurs mois après leur utilisation. L'autre problème, c'est que l'absorption d'une crème topique va dépendre de la taille de la molécule hormonale qui devra traverser les différentes couches de la peau pour se frayer un chemin jusqu'à la circulation sanguine (la progestérone étant très petite et l'œstrogène très grande). Un vrai traitement transcutané ne dépendra pas de la taille de la molécule, il contiendra un vecteur capable de transporter l'hormone jusqu'au tissu-cible. C'est ce que l'on appelle le système de libération liposomale, qui emploie un revêtement moléculaire pour contrôler l'absorption.

Un liposome "pégylé" possède 100 membranes lipidiques à double couche, identiques aux lipides des membranes cellulaires, qui lui permettent de passer au travers des tissus de la peau. Les membranes se dissolvent lentement, libérant graduellement les hormones et les cofacteurs dans la circulation sanguine.

Le mode d'administration de la crème transcutanée de Applied Longevity est aussi pulsatile, ce qui signifie que seule une petite quantité mesurable d'hormone est libérée d'un seul coup. Cela permet non seulement de calculer aisément la quantité qui passera dans le sang mais aussi de l'ajuster au plus près au rythme du cycle hormonal propre à chaque corps. Souvenez-vous que tous les cas de stress extrême possèdent une dimension digestive. J'utilise un produit de soutien surrénal produit par DermaTrans appelé « Endosis IC ». Il contient de la prégnénolone, de la progestérone, de la DHEA, et tous les cofacteurs nécessaires à une bonne utilisation. Utilisée conjointement à un protocole rationnel de réduction du stress, Endosis IC peut aider à stabiliser la fonction endocrinienne.

Les compléments spécifiques

Pour obtenir une image fiable et complète de votre condition hormonale, nous recommandons d'effectuer une Analyse Hormonal sur 24 heures. Si les résultats révèlent un taux élevé de cortisol, voici ce qui pourrait aussi être recommandé : sérine phosphorylée, prégnénolone, progestérone, ginseng, et DHEA. Si au contraire le taux de cortisol est bas, extrait de réglisse, prégnénolone, phosphatidylcholine et vitamine B5 pourraient être indiqués. Dans les deux cas, nous recommandons aussi la crème transcutanée Endosis, une élaboration de Applied Longevity qui combine toutes les hormones nécessaires à un médicament énergétique pour un support autant émotionnel que physique.

Etapes pour Restaurer la Santé Hormonale

*Je dois faire de l'exercice tôt le matin avant que
mon cerveau ne comprenne ce que je suis en
train de faire.*

Marsha Doble,
Gourou du sport

- Tout d'abord, il faut soutenir le système endocrinien et lui laisser le temps de se rétablir.
- Soutenir la fonction immunitaire, ce qui réduira ainsi le stress du système endocrinien.
- Opérer des changements alimentaires et nutritionnels selon la prédisposition génétique, les allergies, le poids personnel et les objectifs en termes d'exercice.
- Soutenir la fonction digestive ; éliminer tout problème de malabsorption.
- Faites de l'exercice, en établissant un bilan de vos capacités et en vous fixant des objectifs personnels d'entraînement.
- Pour réduire le stress, essayez la méditation, l'hypnothérapie, la visualisation, le hatha yoga, le tai chi ou le qi gong.
- Envisagez une aide psychologique individuelle ou des ateliers collectifs de gestion du stress.
- Relaxez-vous en marchant dans la nature, en nageant, en pratiquant des activités créatives, en changeant vos habitudes.

Rétablir une dynamique de bonne santé chez la femme

La chose la plus importante pour pouvoir agir sur les taux d'œstrogènes et de progestérone est de rétablir ou de favoriser une dynamique saine du cycle menstruel en maintenant la prédominance des œstrogènes pendant les 14 premiers jours du cycle et en permettant de passer à mi-cycle à une prédominance de la progestérone. Un traitement monophasé implique une supplémentation pendant tout le cycle et n'utilise que les éléments œstrogènes et progestérone. Si vous utilisez cette approche, non seulement vous ne restaurerez pas l'équilibre hormonal, mais vous causerez encore davantage de déséquilibres, affectant négativement la santé sexuelle et reproductive ainsi que la santé globale du corps. Pour soutenir le système surrénal, les crèmes transcutanées biphasées de Applied Longevity contiennent de la DHEA et de la prégnénolone, des nutriments (comme l'acide alphalipoïque) ainsi que des extraits de plantes et d'homéopathie, tout cela viendra aider les œstrogènes et la progestérone à fonctionner correctement. Les crèmes transcutanées sur mesure sont formulées selon les résultats de tests hormonaux individuels. Les crèmes biphasées du commerce appelées BioEst™ formule phyto-oestrogène et Bio-Femme™ formule progestérone sont aussi disponibles. Ces crèmes sont formulées pour favoriser une dynamique saine de l'activité des œstrogènes et de la progestérone, à la fois pour les femmes en pré- ou en post-ménopause. Par exemple, les femmes souffrant de bouffées de chaleur ou de sécheresse vaginale sont aidées par la crème phyto-oestrogène : www.appliedlongevity.com.

Recherche par les algorythmes.
www.nutribio-wellproduct.com : produits personnalisés basés sur les résultats Bio-Well. Voici la procédure la plus simple pour obtenir en moins d'une minute vos résultats : sur le serveur BioWell (via votre compte) => vous avez en haut à droite trois petits drapeaux => Cliquez et selectionnez votre langue !

1) ouvrir un dossier « patient » en pointant sur son nom+ prénom ou via «rechercher». 2) attention : sélectionner ici la mesure Avec Filtre (voir explication plus détaillée plustten bas) 3) appui sur les 3 touches clavier ctrl+ shift+E. Cette manipulation génère un dossier BDF que l'on met sur le bureau par exemple ou tout autre endroit de notre choix pour en faciliter l'accès dans les secondes qui suivent. Sur le site marchant www.nutribio - wellproduct.com (que l'on peut laisser ouvert en permanence pour un gain de temps en le mettant en réduction d'écran). Cliquer sur le logo Bio-Well à droite ou sur "Personalized biowell balance sheet result".

1) charger le dossier **BDF** dans la fenêtre horizontale en haut ou est marqué : « Select biowell bdf file ».

2) là on y charge le dossier **BDF** stocké sur le bureau ou dans l'endroit dédié de votre choix.

3) on clique sur "Upload" et ca y est ! Le ou les produits sélectionnés et destinés à rééquilibrer l'homéostasie et/ou à restaurer les fonctions organiques ou systémiques s'affichent en direct. Une prouesse réalisée avec l'aide du Pr Korotkov et de son équipe. Ce résultat est le fruit de un an et demi de travail !

4) On peut cliquer sur le nom du produit et le mettre directement dans le panier si c'est pour soi. Si c'est pour un patient, plusieurs solutions existent :

5) Lui remettre un bon de commande et il se débrouille en rentrant chez lui

6) Lui donner le nom du site internet www.nutribio-wellproduct.com ainsi que le nom des produits si vous n'avez pas ou plus de bons de commande

7) Lui prescrire tout ou partie des préconisations Nutri Bio-Well en fonction de votre choix :

Cas n° 1 : le patient ne prend rien et tout ce qui est préconisé lui sera utile. Vous pouvez étaler la complémentation phyto nutritionnelle si cela fait trop en prise de produits ou trop d'argent pour lui.

Cas n° 2 : le patient prend déjà des produits équivalents et dans le même but. On sort de la liste ceux qui ont été déjà prescrits par ailleurs.

Cas n° 3 : chez les personnes testant les produits elles même, vous pouvez faire sur la liste des produits suggérés un 2eme niveau d'analyse de différentes manières : Bio-Well (test de stress ou « one finger » en comparant avec et sans le contact avec le produit), RAC du Dr Nogier (pouls), Kinésiologie, Radiesthésie, test d'inhibition etc….

Cas n° 4 : ce que nous conseillons quand cela est possible => mesurer le patient sans puis avec filtre. Générer une musique via le programme « chakras » et lui faire écouter

matin et soir durant 7 jours en associant la consommation d'eau «informée» par le Biocor. Le patient revient
après 8 jours et l'on re mesure. Et on créait toujours à
partir de la mesure Avec Filtre un dossier BDF. Là,
nous observerons qu'il y a beaucoup moins de produits
sélectionnés et ce qui est ressort prend en compte chez
ce patient «la partie émergée de l'iceberg» c' est-à-
dire ce qu'il faut vraiment traiter. Sachant que la
quotte part émotionnelle a été en partie prise en
compte grâce au programme musical BIOCOR ! Et
que même avec le filtre il reste parfois ce que l'on
pourrait qualifier «d'émotionnel profond» ou ancien.

Pour de plus amples informations sur les produits, visitez
le site ou demandez directement un catalogue au laboratoire
Nutribio-wellproduct. Ils pourront vous adresser sur simple
demande un catalogue en PDF ainsi que des bons de
commande en PDF qu'il vous suffira d'imprimer à la
demande. Si vous préférez la forme papier, merci de le
préciser. Pour une optimisation de la qualité vibratoire
des produits, le laboratoire a jugé nécessaire de faire
passer un expert. Lisez donc la synthèse de l'expertise
en géobiologie et vous comprendrez la démarche faite
dans l'intérêt des futurs consommateurs que sont vos
patients.

Tout depuis la fabrication jusqu'à la consommation a été
étudié dans ce concept.

Testez leur efficacité et vous comprendrez !

Bonne pratique à toutes et tous chers amis(es) et chers collègues

Electro photoniquement vôtre

Christian BORDES

Directeur de IUMAB, Chargé de cours à l'université royale de
Madrid, Directeur technique du département d'électro
photonique (RCU-Madrid)

Pour toute information : contact@gdv-direct.com

Conclusions

La science ne résout jamais un problème sans en créer dix de plus.
George Bernard Shaw (1856-1950)

L'analyse Bio-Well intégrant les principes des 4 Piliers de Santé a été utilisée auprès de nombreux patients et présentée aux docteurs en médecine lors d'ateliers dans différents pays. A chaque fois, elle a été accueillie avec compréhension et enthousiasme. Cette approche nous offre des étapes logiques pour l'analyse des Bio-Grammes, l'interprétation des résultats des différents programmes Bio-Well et des pistes stratégiques pour le traitement des patients. Dans la plupart des cas, cette stratégie semble être fructueuse et bénéfique pour les gens. Cependant, Bio-Well n'est pas une baguette magique et cette approche est efficace dans environ 80% de la totalité des cas (c.-à-d., si vous ne travaillez pas dans une clinique psychiatrique, où là tous les cas sont différents). Dans la troisième partie de ce livre, nous présentons divers exemples d'analyses Bio-Well, avec des descriptions cliniques de différents docteurs.

Pour ne citer qu'une phrase tirée du livre du Dr Wisneski : "Il est habituel de dire que la pratique de la médecine est autant un art qu'une science. Oui, l'éducation médicale doit fournir une base solide en sciences cliniques et basiques. Cependant, cette base n'est plus suffisante pour être un docteur compétent et efficace. De plus en plus, les patients recherchent des praticiens désireux de prendre en compte tous les aspects de la complexité de la guérison du corps, de l'esprit, des émotions et de l'esprit." Souvenez-vous toujours, vous devez être créatif, utilisez votre imagination et votre intuition, et ne vous limitez jamais aux frontières académiques bien trop rigides.

Le Dr Wisneski présente le concept des Quatre Piliers à l'attention des Professionnels du Soin.

"Un des plus grands challenges pour les médecins et les étudiants en médecine du XXIème siècle est d'apprendre à trouver l'équilibre entre, d'une part, les aspects immensément techniques permettant des diagnostics et des traitements de qualité, et d'autre part, tout l'humanisme et la compassion qui sont nécessaires dans la délivrance des soins. "

Les plans de traitement présentés ci-dessus sont très schématiques. Ils fournissent une approche logique pour aider à structurer vos décisions qui demeurent basées sur votre propre expérience, vos connaissances personnelles et sur le matériel dont vous disposez. Cependant, indépendamment de vos moyens spécifiques, il existe plusieurs recommandations qui seront valables pour tous vos patients. Le Dr Galitzer les a formulées comme suit :

- Purifiez et fortifiez votre esprit, ainsi que vos comportements, vos croyances et votre mode de vie habituel.
- Purifiez votre corps, en utilisant les techniques de drainage et de détoxification.
- Suivez un régime énergisant, alcalisant qui prendra soin de votre santé.
- Créer une façon de vivre naturellement énergisante.
- Utilisez la Médecine Energétique pour évaluer votre état de santé actuel et pour détecter et traiter vos déséquilibres énergétiques.

Nous ajouterions ceci :
- Evitez les produits alimentaires dangereux.
- Faites attention à la pollution électromagnétique, en particulier l'utilisation du téléphone portable et du four à micro-ondes.
- Privilégiez les matières naturelles pour vos vêtements, votre ameublement et tous vos accessoires domestiques.
- Ayez des émotions positives, des impressions positives sur la vie, tout en souriant et en riant le plus possible.
- Aimez quelqu'un.

Utilisez ces principes dans votre vie et enseignez-les à vos patients, vos amis et vos collègues, cela vous permettra de tirer un maximum de plaisir, de jouir d'une longue vie et d'être heureux.

Lectures recommandées

Dr. Michael Galitzer and Larry Trivieri, "Outstanding Health". AHI Publishing, 2015.

Dr. Leonard A. Wisneski and Lucy Anderson, "The Scientific Basis of Integrative Medicine". CRC Press, 2004. 2012.

Sunil Pai "An Inflammation Nation". RocDoc Publications, NM 2015.

Felicity Rose Mackinnon "Essential Connections", Adeline Ink, 2012

Measuring the Human Energy Field: State of the Science. Ed. R.A. Chez. National Institute of Health, Samueli Institute, Maryland, 2002.

Korotkov K. "Les Principles De L'Analyse GDV". Marco Pietteur, Editeur, Belgue, 2009.

Dr Gérard Dieuzaide et Christian Bordes, "Les maladies des ondes", Edition Dangles, 2014.

Korotkov K.G. Energy fields Electrophotonic analysis in humans and nature. 2012. Amazon.com Publishing.

Korotkov K.G. The Energy of Consciousness. 2012. Amazon.com Publishing.

Jakovleva E., Korotkov K. Electrophotonic Analysis in Medicine. GDV Bioelectrography research. 2012. Amazon.com Publishing.

Science Confirms Reconnective Healing: Frontier Science Experiments. Authored by Dr. Konstantin Korotkov. 2012. Amazon.com Publishing.

Korotkov K. The Energy of Space. 2013. Amazon.com Publishing.

Bioelectromagnetic and Subtle Energy Medicine. Paul Rosh (ed). CRC Press, London, New York, 2015

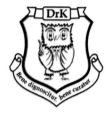

Dr. Konstantin Korotkov

PARTIE II.

QUE

POUVEZ-VOUS

FAIRE AVEC

VOTRE APPAREIL

BIO-WELL

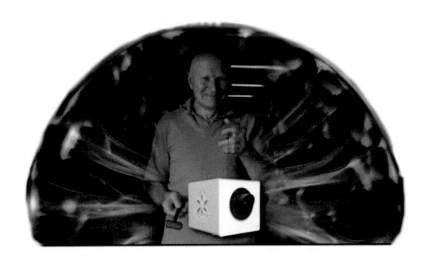

Dr. Konstantin Korotkov

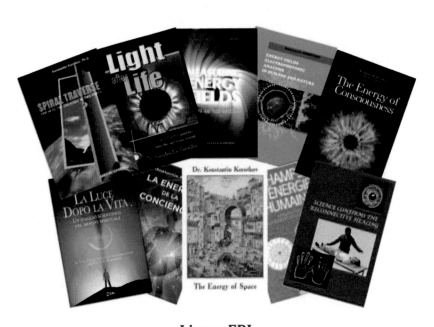

Livres EPI

PARTIE II
Que Pouvez-Vous Faire Avec Votre Appareil Bio-Well?

Mesure du Champ Energétique Humain

> *Ils les appellent des systèmes vivants qui sont capables en toute indépendance de maintenir et d'augmenter leur très haut niveau d'ordre dans une matière au degré d'ordre moindre. On appelle ces processus les processus d'entropie négative (ou néguentropie).*
>
> *(Ervin Bauer, 1890-1938)*

Le Champ Energétique Humain (HEF) est la meilleure représentation de la condition physique, émotionnelle et dans certains cas spirituelle d'une personne.

Nous prenons les mesures de tous les doigts des deux mains en utilisant des logiciels sophistiqués qui créent une image du HEF. Le principe est basé sur la relation entre les doigts et différents organes et systèmes du corps selon la science des méridiens énergétiques chinois. Cette idée a été avancée en premier lieu par le Dr Voll en Allemagne puis développée ensuite par le Dr Mandel, en Allemagne aussi. Leurs travaux furent vérifiés cliniquement et corrigés par l'équipe Russe du Dr Korotkov. En conséquence, l'image que nous créons avec l'appareil Bio-Well se base sur les idées de la Médecine Traditionnelle Chinoise, vérifiées par 20 ans d'expérience clinique occidentale conduite par des centaines de médecins avec plusieurs centaines de patients.

L'analyse se base sur la corrélation entre les doigts humains et les différents organes et systèmes auxquels ils correspondent. Le Dr Peter Mandel, éminent docteur allemand, a développé son propre système d'analyse Esogétique basé sur la photographie Kirlian.

Nous avons testé le tableau du Dr Mandel puis nous l'avons modifié pour qu'il corresponde mieux à la pratique clinique et nous avons donc développé notre propre Tableau d'Analyse mieux adapté aux besoins de notre clientèle. Nous sommes heureux de pouvoir dire que presque tous les secteurs peuvent être vérifiés par des tests cliniques. Différents logiciels, se basant sur le tableau que nous avons créé, permettent aujourd'hui une meilleure compréhension de l'état du patient.

Le logiciel Champ Energétique a été créé pour analyser les images Bio-Well (Bio-grammes) et pour fabriquer un modèle du champ énergétique humain en utilisant les informations obtenues par les 10 images des doigts humains. La création de cette image du champ énergétique est basée sur la carte de diagnostics. Le logiciel Champ Energétique affiche le champ énergétique humain sous la forme d' une image qui entoure le corps et représente cette information de manière numérique sous la forme de tableaux et de diagrammes.

Bio-Well n'est pas un appareil médical. L'outil Bio-Well reproduit simplement le champ énergétique humain et nous permet d'observer ses transformations au jour le jour. A son tour, cette information permet de réajuster le traitement du patient pour qu'il stimule le mieux son champ énergétique humain.

Voyons ce qui est favorable et défavorable aux champs énergétiques.

Etat de Bonne Santé

Un champ énergétique en bonne santé est uniforme et d'une taille optimale. Il ne possède pas de coupures, de trous ou de jaillissements importants. Cela correspond visiblement à une personne en bonne santé et dans un bon état d'esprit. Cet état a été atteint par une personne après deux semaines d'exercices et de méditations. Son état initial n'était pas aussi bon. Comme vous le voyez, son champ énergétique n'est pas aussi fort, bien qu'encore, assez uniforme. Veuillez noter les importants jaillissements dans la zone du coccyx, cela montre clairement un problème important dans la partie inférieure de la colonne vertébrale. Après une série d'exercices, ce problème a été réduit significativement. (Voir image précédente).

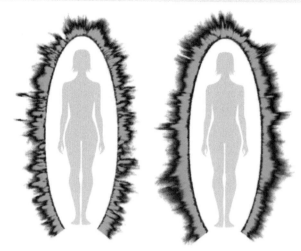

La même personne au début puis après deux semaines d'exercices et de méditation

D'autre part, nous comprenons que cela n'est pas habituel de trouver des gens sans aucun problème de santé. Tout problème peut être atténué, avec un régime, un style de vie et des médicaments appropriés, mais il sera toujours présent dans la lecture du champ énergétique. Nous pouvons considérer ces personnes comme apparemment en bonne santé, tant qu'ils prennent le traitement approprié, leurs problèmes sont équilibrés par une vie active et saine. Veuillez vous référer à deux problèmes de ce genre un peu plus bas. Les flèches indiquent les zones qui requièrent une attention spéciale.

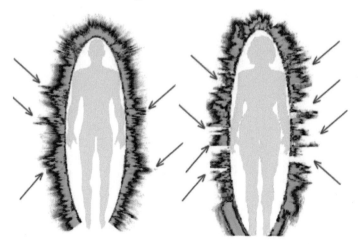

?**Problèmes de santé**

Comme vous pouvez le voir sur ces images, il y a de nombreux trous dans le champ énergétique, le contour d'ensemble est inégal avec de nombreuses altérations dans la zone de la tête. Cette personne a de nombreux problèmes de santé qui requièrent l'attention d'un docteur. En particulier, veuillez noter une bande bleue compacte dans la zone inférieure de la jambe. Cela est une indication du mauvais état des veines de la partie basse des jambes. Une analyse détaillée des images du champ énergétique peut être effectuée, mais cela demande une personne avec de l'expérience et une formation particulière.

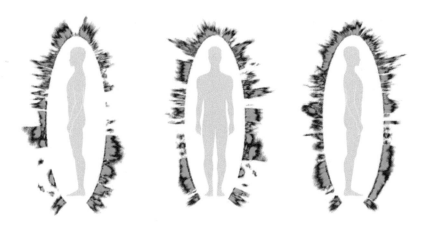

Quelquefois la différence entre le champ énergétique des gens apparemment en bonne santé et celui des gens qui ont des problèmes de santé chroniques est assez faible. Seuls des spécialistes bien formés peuvent faire une analyse pertinente de l'état de santé en se basant sur les images du Champ Energétique. C'est pour cela, qu'ils auront besoin d'intégrer des informations d'autres programmes. Cela est précisément l'objectif de l'appareil Bio-Well, effectuer une empreinte pour reproduire l'état de votre champ énergétique et en suivre le développement durant l'exercice ou le traitement.

Par exemple, vous pourriez faire un scan avant et après la pratique sportive, musicale, la méditation ou la prière, et en constater les effets sur les différentes zones sensibles.

Evaluation du Niveau de Stress

Le stress et l'anxiété ont des effets très négatifs sur la santé.

Fort de nombreuses années d'expérience dans l'utilisation de l'analyse du Champ Energétique, nous pouvons en conclure que le but de toute thérapie, exercice ou traitement, devrait être d'améliorer l'image du champ énergétique. Cela serait une bonne indication des effets positifs d'une thérapie. Cela peut prendre un certain temps, nous ne pouvons pas toujours espérer des effets immédiats, mais sur le long terme, le champ énergétique devrait devenir uniforme et équilibré.

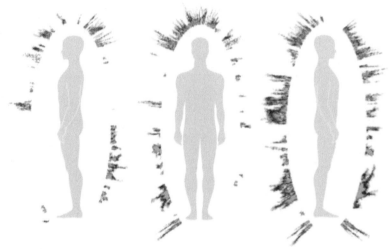

Cependant, un champ énergétique volumineux, n'est pas toujours une preuve de bonne santé. Comme pour tous les paramètres de santé, le champ énergétique doit être d'une proportion raisonnable. Cette situation peut être difficile à identifier, seuls les professionnels formés pourront détecter un état de santé grave, comme un cancer, des problèmes cardiovasculaires ou autres. Un système d'analyse sur Internet est actuellement en cours de développement.

Le stress est un facteur complexe qui se compose de deux éléments, une composante émotionnelle (anxiété) et une composante somatique qui découle de l'exposition continue à l'anxiété permanente. Le stress a un impact très important sur le champ énergétique. Les images sont très spécifiques. Voyons-en plusieurs exemples.

Comme vous le voyez, l'image est très désordonnée et pleines de creux. Cette image n'a rien à voir avec un problème de santé en particulier, elle montre l'effet d'un stress permanent.

Etat Modifié de Conscience

Une personne peut atteindre un état modifié de conscience (EMC) quand elle pratique la méditation profonde, la prière et les plus hauts niveaux de créativité ou lorsqu'elle est sous l'influence de drogues psychédéliques, de narcoses, d'hypnose, de contrôle mental externe ou de possession. Dans la plupart des cas, des EMC différents ont la même représentation sur le Champ Energétique.

Dans l'EMC les images sont grandement déformées, avec un déséquilibre entre les côtés droit et gauche, et l'apparence d'ensemble est clairement différente de l'état normal. L'État Modifié de Conscience (EMC) est un sujet de grand intérêt pour les neurologues et psychiatres. Pour niveau d'analyse plus poussé, veuillez lire le chapitre "Différents types de Bio-grammes."

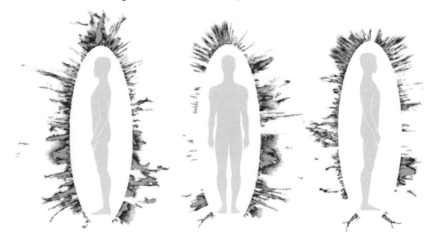

Mesures des Chakras

Selon les théories métaphysiques orientales et les disciplines de la médecine indienne ayurvédique, il y a sept "Chakras" ou centres d'énergie qui affectent le bien-être physique, mental, émotionnel et spirituel. Ces "disques" d'énergie sont situés ou incrustés à différents endroits de la colonne vertébrale, en commençant par le coccyx et remontant vers le sommet du crâne. On considère que chaque Chakra résonne à un niveau de fréquence différent.

Avec le programme Bio-Well, il est possible d'estimer quantitativement l'énergie des chakras et de représenter graphiquement leur niveau d'activation. De plus, le programme vous indiquera aussi si le niveau d'activation se trouve au-dessus ou en-dessous du niveau habituel pour un grand nombre de sujets similaires.

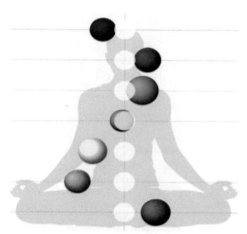

L'évaluation la plus importante à faire est celle de la distribution des Chakras. Idéalement, ils devraient être alignés le long de Sushumna – ligne centrale de la moelle épinière. Mais il n'est pas facile de trouver une telle situation, car souvent les chakras sont déplacés de leur position centrale.

Dans ce cas, la plupart des cercles des Chakras sont situés le long de la ligne centrale. Quand une personne présente une dépression ou un trouble de l'humeur causé par un stress chronique, cela peut indiquer que les chakras ne fonctionnent plus ou ne sont plus alignés. Lors de l'Évaluation des Chakras, tant la position que la taille sont signifiantes. L'analyse des Chakras est normalement plutôt liée à la condition psychologique ou spirituelle d'une personne qu'à sa condition physique. Par exemple, dans l'image ci-dessous, nous pouvons dire que cette personne n'est pas bien connectée à la terre (le Chakra N1 est décalé), a une vie émotionnelle active (le Chakra du cœur N4 est fort et centré), mais des problèmes de communication avec les autres sont indiqués (le Chakra N5) et l'état d'esprit est vraiment chaotique (le Chakra N6 ne fonctionne pas). L'analyse de l'Évaluation des Chakras, ainsi que l'analyse des champs énergétiques, nous fournit un profil plus détaillé de l'état d'une personne. Dans les textes Ayurvédiques, nous trouvons de nombreuses descriptions des différentes propriétés associées aux Chakras. Certaines informations sont aussi présentées dans le rapport produit par le logiciel Bio-Well.

Les Chakras, sont des roues d'énergie, basées sur le principe de la médecine Ayurvédique. Veuillez consulter les ressources suivantes : http://www.chopra.com/ccl/what-is-a-chakra ;

http://chakraenergy.com et le livre "Essential Connections" de Felicity Rose Mackinnon, Adeline Ink, 2012.

Le mot Chakra est un mot sanskrit et signifie littéralement "roue" ou "disque". Pour le yoga, la méditation, et l'Ayurveda, le terme Chakra fait référence aux roues d'énergie réparties dans le corps. Il y a sept Chakras principaux alignés sur la colonne vertébrale, qui commencent à la base de la colonne et remontent jusqu'au sommet de la tête. Pour visualiser un Chakra du corps, imaginez une roue d'énergie qui tourbil-

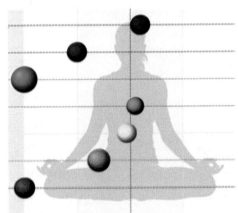

lonne là où la matière et la conscience se rencontrent. L'énergie invisible, appelée Prana, est la force vitale, qui nous maintient dynamique, en bonne santé et en vie.

Ces roues d'énergie tourbillonnantes correspondent à de grands centres nerveux dans le corps. Chacun des sept chakras principaux contient des groupes de nerfs et des organes principaux ainsi que notre état psychologique, émotionnel et spirituel. Puisque tout est en mouvement, il est important que nos sept chakras principaux restent ouverts, alignés et fluides. S'il y a un blocage, l'énergie ne peut pas circuler.

Garder un chakra ouvert est un défi, mais ce n'est pas si difficile si vous êtes conscient. Puisque l'esprit, le corps et l'âmesont intimement liés, la prise de conscience d'un déséquilibre dans une des zones aidera les autres à se rééquilibrer.

Les Chakras peuvent être associés à différents organes et à différents états émotionnels.

Dans le logiciel Bio-Well, les Chakras reflètent l'état émotionnel d' une personne.

Les Chakras sont associés aussi bien aux flux d'énergie internes qu'externes. Ils ne sont pas stables et peuvent changer à chaque instant. La stabilité des Chakras donne des indications sur l'équilibre émotionnel d'une personne. Un équilibre idéal des Chakras peut être observé chez les personnes qui se consacrent à la médiation quotidienne ou qui pratiquent l'"entrainement mental

Les Chakras qui se déplacent sur la droite (quand on regarde

l'"image) sont associés aux réactions émotionnelles intimes d' une personne (Introversion). Inversement, les Chakras qui se déplacent vers la gauche (quand on regarde l'"image) sont associés aux réponses aux situations environnementales (les autres personnes, les champs électromagnétiques, le temps, etc...

(Extraversion).

Paramètres des Chakras:

Alignement – caractéristique de la déviation de la moyenne centrale de tous les chakras ; elle varie de 0 à 100%.

Index – caractéristiques de la déviation du centre ainsi que de la taille moyennes de tous les chakras ; elle varie de 0 à 100%.

Moyenne de l'énergie de tous les Chakras; elle varie de 0 à 10 Joules(* 10-2) ; optimale 5-7 Joules (* 10-2).

Couleurs des Chakras

Les trois Chakras du haut sont du côté des couleurs froides du spectre. Ces Chakras sont passifs et spirituels, plus proches du ciel.

Les trois Chakras du bas sont du côté des couleurs chaudes du spectre. Physiquement, ce sont des Chakras plus actifs, plus proches de la terre.

Au milieu se trouve le Chakra du Cœur, le point d'équilibre, associé à la couleur centrale vert émeraude. Dans le spectre de lumière, quand sept couleurs se combinent, elles créent le blanc virtuel.

Propriétés des Chakras

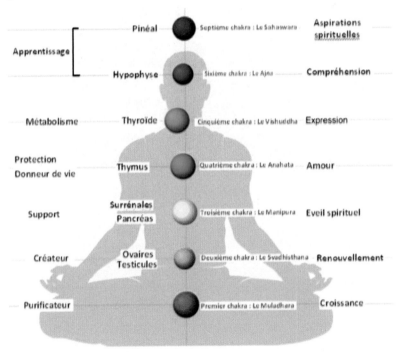

Le 7e Chakra ou chakra Couronne

Il représente le Siège des pensées les plus profondes, de la spiritualité et des aspirations spirituelles ; du raisonnement positif, de l'estime de soi ; de la compréhension   du monde qui nous entoure à un niveau subconscient.

Les 6e et 5e Chakras ou Chakras Frontal et de la Gorge

Ils correspondent au Siège du principe de Féminité; à l'intuition, à la sensibilité aux autres, à l'environnement, à la nature ; Associés au Siège de la Communication/Expression, à la voix et à l'expression physique employant les bras et les mains.

Le 4e Chakra ou Chakra du Cœur

Ce Chakra central correspond au Siège de l'Amour et contient aussi bien de l'énergie Active, sensations physiques ; que Passive, amour inconditionnel /spirituel.

Le 3e Chakra ou Chakra du plexus solaire

Il représente le Siège du Principe Masculin; l'intellect, la volonté, l'ego ; les zones de responsabilités/les qualités de leader.

Le 2e Chakra ou Chakra Sacré

Il correspond au Siège de l'énergie Sexuelle /la créativité /la sensualité ; Détermination du genre.

Le 1er Chakra ou Chakra Racine

Associé au Siège de la Survie /de l'énergie terrestre; à l'identité de soi ; L'instinct de survie ; la défense ; la connexion avec la terre, le quotidien.

Comment améliorer les Paramètres de vos Chakras

Le 7e Chakra ; Chakra Couronne Concentrez-vous sur

vos rêves et écrivez vos visions et créations. Contemplez calmement, méditez et pratiquez le Yoga. Écoutez des médiations guidées enregistrées. Participez à des cours sur la spiritualité. Mangez des aliments violets et buvez des boissons violettes. Utilisez des huiles essentielles * comme la lavande, le jasmin et le magnolia. Le silence et les sons des bols en Cristal inspirent la musique de type violette. Portez des pierres violettes. Les pierres violettes sont des cristaux de roche ou les diamants. Le violet sera la couleur dominante de vos vêtements, de votre décoration, objets d'arts, etc.

Le 6e Chakra ; Chakra Frontal Observez les étoiles. Levez

les yeux au ciel. Méditez. Développez votre intuition et vos capacités psychiques. Mangez des aliments indigo et buvez des boissons indigo. Utilisez des huiles essentielles* comme le patchouli, l'encens, la myrrhe. Ecoutez de la musique, comme Mozart ou Bach, et des sons sacrés (OM). Portez une pierre gemme indigo ou des bijoux en argent. Les pierres indigo sont l'Améthyste, la Tourmaline, et la Tanzanite. L'indigo sera la couleur dominante de vos vêtements, de votre décoration, objets d'art, etc.

Le 5e Chakra ; Chakra de la gorge   Chantez (sous la douche). Mettez vous à la poésie, à collectionner des timbres ou de l'art. Prenez plaisir aux conversations sérieuses. Participez à des cours de développement personnel. Allez à l'église ou assistez à des cérémonies spirituelles. Ecrivez un Journal. Faites des exercices d'épaules et de cou. Mangez des aliments bleus et buvez des boissons bleues. Utilisez des huiles essentielles* comme le Géranium, la Camomille, la Menthe poivrée, la Menthe, le Cyprès. Ecoutez de la musique répétitive, comme les échos ou le sons des vagues de l'océan. Portez des pierres gemmes bleues. Les pierres bleues sont la Sodalite, le Lapis lazuli, le Saphir, et l'Agate bleue. La couleur bleue sera dominante sur vos vêtements, votre déco, objets d'arts, etc.

Le 4e Chakra ; Chakra du Cœur   Faites des promenades dans la nature. Passez du temps avec votre famille ou avec vos amis. Entourez vous de plantes. Jardinez. Participez à des cours d'amour de soi. Lisez des romans d'amour et regardez des films romantiques. Prenez plaisir aux dîners aux chandelles. Mangez des aliments verts et buvez des boissons vertes. Utilisez des huiles essentielles* comme l'Eucalyptus, le Sapin, l'Arbre à Thé, la Menthe verte et le Cèdre. Ecoutez la musique des sons de la nature. Portez des pierres gemmes vertes. Les pierres vertes sont l'Aventurine, l'Emeraude, le Jade, la Malachite et le Péridot. Les couleurs vertes seront dominantes sur vos vêtements, décors, objets d'art, etc.

Le 3e Chakra ; Chakra du Plexus Solaire   Prenez des cours. Lisez des livres informatifs. Faites des puzzles qui vous lancent des défis. Faites travailler votre mémoire photographique.

Vénérez le soleil. Suivez des programmes de détox. Mangez de la nourriture jaune et buvez des boissons jaunes. Utilisez des huiles essentielles* comme le Romarin, le Citron, le Pamplemousse et la Bergamote. Ecoutez de la musique qui est mentalement stimulante, comme les carillons, mais aussi des instrument à anche ou la corne. Portez des pierres gemmes jaunes ou de l'or. Les pierres jaunes incluent la Citrine, l'Ambre, ou le Topaze. Vous utiliserez essentiellement la couleur jaune sur vos vêtements, votre déco, les objets d'art, etc.

Le 2e Chakra ; Chakra Sacré

Faites-vous des bains aromatiques chauds. Faites de l'aérobic aquatique et des massages des tissus profonds. Regardez des films émotifs, Prenez des cours de cuisine. Acceptez les sensations (comme les différents goûts de la nourriture). Mangez des aliments orange et buvez des boissons orange. Utilisez des huiles essentielles* comme la Mélisse, l'Orange, la Mandarine, Le Néroli. Ecoutez de la musique qui a du rebond ou avec des sons fluides (eau qui coule, tonnerres, etc.), ainsi que de la harpe. Portez des pierres gemmes orange ou du cuivre. Les pierres orange sont le Corail et la Cornaline. L'Orange sera la couleur dominante de vos vêtements, votre décor, les objets d'arts, etc...

Le 1er Chakra ; Racine

Faites de l'exercice physique, incorporez un programme d'exercice ou du yoga à votre routine. Mangez des aliments rouges et buvez des boissons rouges. Utilisez les huiles essentielles* comme le Bois de Santal, le Ylang Ylang et le Genévrier. Ecoutez de la musique stimulante aux battements profonds, comme le tambour ou de la musique qui vous fait bouger comme la musique latine, vous trouverez de la musique dans de nombreux magasins métaphysiques ont des sections diversifiées de musique). Portez des pierres gemmes rouges. Les pierres rouges sont l'œil de Tigre, le Grenat, le Jaspe rouge et le Rubis. La couleur rouge sera dominante sur vos vêtements, votre déco, les objets d'art, etc.

L'Analyse

Voici les résultats numériques des trois paramètres principaux : Stress, Énergie et Équilibre.

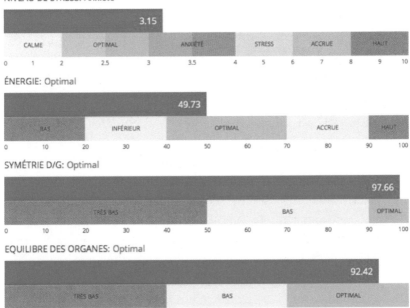

Niveau de Stress (La Tension Émotionnelle)

La Tension émotionnelle caractéristique des niveaux de stress, s interprète comme suit :

0-1 États de profonde méditation : profonde paix intérieure ; effets des psychédéliques; sommeil profond; cela peut aussi être le cas d'une dépression chronique ou dans certains cas d'une inflammation, ou d'une maladie grave ; nous en parlerons dans la prochaine partie de ce livre. 0-2 États de calme : Personne détendue, cet état peut être dû à différents facteurs.

2-3 Condition optimale : Un état normal de calme, et de tranquillité. 3-4 États d'anxiété : un état d'anxiété permanente, sans possibilité de se détendre, qui peut cacher de sérieux problèmes

4-6 États de stress continu : caractéristique du travail actif, d'excitation et d'activité intense. Cet état est typique chez les managers de haut niveau, le personnel militaire et les personnes qui ont des responsabilités dans leur travail. Il peut aussi être lié à un niveau élevé d'anxiété. 6-8 – Cet état reflète plusieurs situations :

- Cet état peut être une réaction à une situation stressante passée (une conversation déplaisante, une maladie, un échec dans la carrière, la conduite dans des conditions difficiles, etc.). Dans ce cas, il est préférable de calmer le patient et de lui faire répéter le test une demi-heure après.
- Cet état peut être le résultat de nervosité accumulée sur une longue période, incluant du stress, un stress émotionnel ou une autonomie.
- Il peut appartenir à un certain type de personne avec un état d'esprit particulier qui passe soudainement d'un état d'excitation et de nervosité à un état de calme.
- Cela peut aussi indiquer un état de surentraînement, de fatigue et de risque de blessure.
- Les athlètes pendant une compétition, les acteurs sur la scène, les étudiants pendant un examen, etc. ont tous cet état en commun.
- Les enfants dans un état d'excitation nerveuse atteignent aussi ce stade.

8-10 – Cet état montre un niveau de stress extrêmement élevé à l'apogée d'un moment d'excitation émotionnelle. Prenez garde si un patient avec un niveau d'activation de niveau 8-10 semble calme, cela pourrait indiquer une situation dangereuse. Cette personne est sur le point de faire une dépression nerveuse, donc soyez attentif et faites bien attention.

Soyez attentif à la transpiration des mains : essuyez chaque doigt avec un chiffon doux et répétez les images EPI prises pour chaque doigt séparément. Dans tous les cas, la transpiration des mains est le signe d'un déséquilibre du système autonome.

L'évaluation du stress avec l'appareil Bio-Well vous donne une indication du niveau de stress. Cette évaluation n'a pas de valeur médicale.

L'énergie

Voici la représentation du niveau d'énergie pour une personne particulière en % avec pour référence la Base de données des personnes apparemment en bonne santé, mesuré de 0 à 100%.

0%-20%   faible énergie (peut être dû à un manque d'énergie, ou à un état de méditation) ;

20%-40%   énergie réduite ;

40%-70%   énergie optimale ;

70%-90%   énergie élevée : caractéristique des personnes ayant un grand niveau d'énergie ;

90%-100%   énergie très élevée : typique des athlètes, cadres, peut aussi indiquer une inflammation.

Symétrie Cérébrale

Caractéristique de l'équilibre des hémisphères gauche et droit, mesuré de 0 à 100%.

0–50%   Très faible équilibre : indique un déséquilibre des parties Sympathique/Parasympathique du système nerveux autonome ;

50%-90%   faible équilibre : indique un déséquilibre fonctionnel ;

90%-100%   équilibre optimal.

Équilibre des Organes

Ces pourcentages représentent l'équilibre d'énergie dans les organes et les systèmes sur les deux mains, droite et gauche.

0%–50%   équilibre très faible : indique un mauvais fonctionnement important ;

50%-90%   équilibre faible : indique un trouble fonctionnel ;

90%-100%   équilibre optimal.

État de Santé

La fenêtre État de Santé a été créée pour analyser l'état de fonctionnement du corps humain en calculant les paramètres intégraux de la distribution d'énergie dans le corps et dans les organes et en les comparant avec les paramètres de référence d'une personne en bonne santé calculés selon la base de données. Les données obtenues sont montrées sous forme de diagrammes circulaires. Le niveau d'énergie optimal correspond à la zone verte du milieu. Le cercle intérieur est la zone de manque d'énergie (État d'hypo -énergie). Le cercle extérieur est la zone d'excès d'énergie (État d'hyper -énergie). Les diagrammes sont divisés en secteurs correspondants à certaines parties du corps humain. Quand vous déplacez le curseur sur le graphique, le programme surlignera le secteur étudié. Si vous faites clic gauche avec la souris, l'écran correspondant à ce doigt apparaîtra.

IMPORTANT ! Pour obtenir un fonctionnement correct dans le logiciel État de Santé, les images doivent être calibrées correctement (c.-à-d. la caméra devrait être calibrée correctement). Si la calibration n"est pas correcte, l"interprétation des diagrammes sera erronée.

Note : Le diagramme État de Santé ne reflète pas les problèmes de santé, il évalue les niveaux d"énergie.

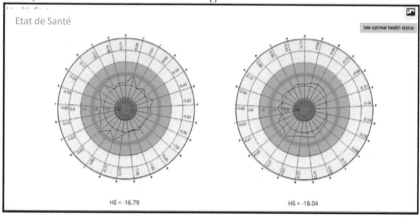

La Réserve d'énergie

Le logiciel Reserve d'énergie a été créé pour analyser l'état de fonctionnement du corps humain en calculant l'énergie d'un organe en particulier. Il représente la réserve d'énergie des différentes cellules du corps. Le bouton Montrer l'Etat de Santé montre une comparaison de l'Etat de Santé et de la Réserve d' énergie. Cela est utile lorsque la ligne de la Réserve d'énergie est plus grande que celle de l'Etat de Santé. (Applicable uniquement avec un calibrage correct). Des pics sur le graphique Réserve d' énergie indiquent les zones à surveiller.

La Reserve d'énergie est évaluée en pourcentages de 0 à 100%.

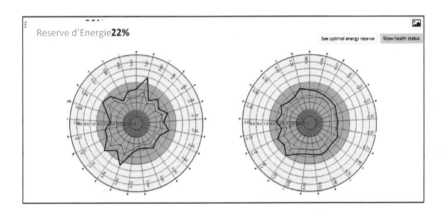

Equilibre

Ce programme nous montre les paramètres d'énergie des différents organes et systèmes pour les côtés droit et gauche. Cela nous permet de voir aussi bien le niveau d'énergie que l'Equilibre gauche/droite. C'est une caractéristique importante lors de évaluation des conditions physiques et mentales. C'est l'une des évaluations de l'équilibre de la division Sympathique / Parasympathique du système nerveux autonome. S"il y a un déséquilibre important, les barres seront mises en relief.

Equilibre Energie

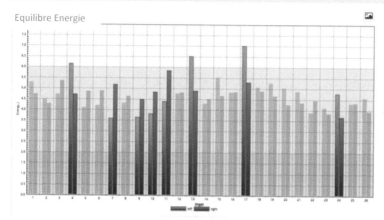

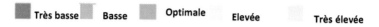

Energie des Organes

Cet écran nous permet de voir les secteurs des différents doigts, qui sont associés aux systèmes du corps ainsi qu'aux différents organes. Les nombres indiquent le niveau d'énergie (en Joules). Les couleurs indiquent comme suit :

Très basse   **Basse**   **Optimale**   **Elevée**   **Très élevée**

Doigts

Cet écran présente les Bio-grammes des 10 doigts divisés en secteurs. Un clic gauche de la souris sur n'importe quel doigt, vous permettra de voir l'écran explicatif. Vous verrez alors l'écran entier ou un secteur en particulier.

L'écran Spectrum présente la distribution spectrale du Bio-gramme et les paramètres associés. L'intensité lumineuse est mesurée en unité numérique de 0 à 255. Cela correspond à des longueurs d'ondes de 400 nm à 800 nm (selon la caméra CCD utilisée par l'appareil).

L'écran Isoline montre une présentation en degré des contours internes et externes des Bio-grammes, ainsi que la largeur du rayonnement interne.

L'écran Information présente les paramètres quantitatifs de l'ensemble du Bio-gramme et des différents secteurs. Pour évaluer l'énergie relative d'un secteur en particulier, le paramètre Energie

(C) est calculé comme suit :

$$E(C) = E \times 360/a,$$

Où E est l'énergie d'un secteur, a – la largeur de ce secteur en degrés. Nous calculons les paramètres des différents secteurs, et quand ils sont différents des valeurs optimales de référence, ils sont surlignés en rouge.

Les Biorythmes

Les Biorythmes sont calculés depuis la naissance et ont été testé par de nombreux psychologues. Les courbes représentent les variations des cycles principaux de l'énergie humaine pendant un mois : physiques, émotionnels et intellectuels. Ils sont calculés depuis la naissance, s'il n'y a pas d'informations concernant la date de naissance sur la carte de la personne, les biorythmes ne sont pas calculés. Quand un Biorythme est dans la partie haute du cycle, cela indique qu'il s'agit de jours favorables à l'activité. Quand un ou deux biorythmes sont en bas, ces jours sont défavorables. Les réserves d'énergie d'activités physiques sont basses et nous devons nous rappeler qu'il serait peu judicieux de faire de l'exercice à ce moment-là. La situation est encore pire quand deux ou trois biorythmes sont en bas. Par exemple, quand votre cycle physique est en bas, votre concentration souffre aussi. Vous devez alors être très prudent en conduisant ou en sortant. Dans les pays Orientaux, les gens

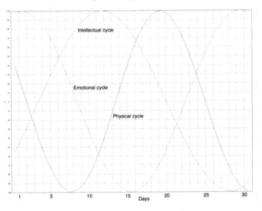

ne prennent jamais de décision importante lorsque leurs Biorythmes sont en bas.

Équilibre Yin – Yang

Cela représente les paramètres d'énergie pour les 12 canaux.

Vous pourrez y voir :

Des paramètres quantitatifs,des secteurs correspondants et de brèves descriptions pour chaque canal.

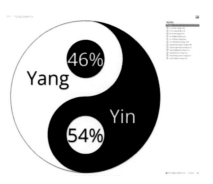

L'énergie optimale pour un méridien est de 4-6 J (*10-2)

Pour une meilleure compréhension, nous utiliserons les descriptions suivantes :

Méridiens Yin (l'énergie circule du bas vers le haut)

Yin du coeur Énergie ↑

- Système cardiovasculaire
- Cortex cérébral
- Hypothalamuset hypophyse
- Organes végétatifs
- Transpiration, perception des odeurs.

Max – 11-13 h ; Min – 23-1 h

Elément : Feu : Il gouverne : le sang, la langue, la gorge, la sueur, le teint, les surrénales, la thyroïde, la prostate et l'hypophyse. Il s'ouvre sur la langue et contrôle la parole. Le Méridien du Cœur est associé à la chaleur, le rire et l'enthousiasme.

Déséquilibres Physiques : souffle court, sensation de froid dans la poitrine et les extrémités, palpitations, sueurs froides, incapacité à parler, trous de mémoire et sommeil agité.

Déséquilibres Emotionnels : Le Cœur gouverne toutes les émotions. Les signes de déséquilibre incluent la tristesse, l'absence de rire, la dépression, la peur, l'anxiété, l'hystérie, un comportement imprévisible, l'alternance de joie et de mélancolie, un caractère maussade, un besoin d'amour, jalousie et chagrin.

Quand en équilibre : Tranquillité, gentillesse, équilibre émotionne, esprit, amour, intégrité, optimisme, croissance émotionnelle et spirituelle, joie de vivre, contrôle des pensées et des sens, conscience et sagesse.

Chakra du Coeur

Yin des Poumons ↑

- Circulation des liquides et de l'énergie
- Elimine les toxines endogènes et l'excès de mucosité par les poumons et la peau
- Contrôle de l'état de la peau et des cheveux
- contrôle partiel du système nerveux parasympathique.

Max–3-5h ; Min–15-17h

Elément: Métal

Déséquilibres Physiques : troubles de la poitrine, des poumons, de la gorge et du nez.
Déséquilibres émotionnels : Les poumons sont responsables de la création du Qi dans le corps entier. Les poumons abritent les sept émotions du corps et sont responsables de la survie et de l'auto-défense. Leurs attributs négatifs sont la déception, la tristesse, le chagrin, le désespoir, l'anxiété, la honte et la peine.
Quand en équilibre : La vertu, la dignité, l'intégrité et la haute estime de soi.

Yin du foie ↑

- Contrôle du métabolisme et régénération
- Maintient l'énergie du corps en équilibre
- Régule la circulation sanguine en accord avec l'activité physique
- Contrôle l'état des tendons et des ligaments des articulations.
- Contrôle partiel des yeux et des parties sous-corticales du cerveau.

Max–1-3h ; Min–13-15h

Elément : Bois

Déséquilibres Physiques : la fonction du foie est reflétée dans l'état des doigts, des ongles des pieds, les yeux et la vision. Une vision trouble est souvent le résultat d'un mauvais fonctionnement du foie plutôt qu'un problème à l'œil.

Déséquilibres émotionnels : le foie gouverne la croissance et le développement, la motivation et les désirs, l'ambition et la créativité. Un blocage du foie peut créer d'intenses sentiments de frustration, de colère, de rage... ainsi que de l'irritabilité, de la rancœur, de la jalousie ou une dépression.

Quand en équilibre : Gentillesse, compassion et générosité.

Yin de la Rate ↑

- Digestion et absorption des nutriments par l'intestin
- Distribution de l'énergie (provenant de la nourriture)
- Transport des liquides
- Contrôle du sang et de l'état des muscles
- Contrôle des hormones anabolisantes.

Max–9-11h ; Min–21-23h

Elément: Terre

Déséquilibres Physiques : Problèmes digestifs et d'estoma.

Déséquilibres émotionnels : Préoccupations, faible concentration, étourderie, pensées troubles, accoutumance, dépendance, obsession, gloutonnerie, jalousie, apitoiement, s"inquiète de l"opinion des autres, faible estime et image de soi.

Quand en équilibre : Equité, franchise, pensée profonde et souvenirs, estime de soi.

Yin des reins ↑

- Système urogénital
- État des os et des tissus nerveux
- Fonctions reproductives
- Le méridien gauche correspondrait principalement au système urogénital, et le droit – au système génital et hormonal.

Max–17-19h ; Min–5-7h

Élément: Eau

Déséquilibres Physiques : Douleur à la poitrine, asthme, douleur abdominale, règles irrégulières, impuissance, hernie.
Déséquilibres émotionnels : Hystérie, paranoïa, dépression, peur, solitude et insécurité.
Quand en équilibre : Sagesse, rationalité, opinion claire, douceur et compréhension de soi-même.

Yin du Péricarde ↑

- Influence régulatrice sur le système cardiovasculaire
- Contrôle de l'anabolisme
- État des vaisseaux.

Max–19-21h ; Min–7-9h

Élément : Feu

Déséquilibres Physiques : Troubles du cœur, poitrine, estomac et esprit.

Déséquilibres émotionnels : Difficulté à ressentir et à exprimer les émotions, dépression, aversions et phobies.

Quand en équilibre : Joie, gaieté et relations saines.

Méridiens Yang (l'énergie circule du haut vers le bas)

Yang de l'Intestin Grêle ↓

- Digestion dans le duodénum et l'intestin
- Absorption Intestinale de l'eau
- Fonctions du système sympathique.

Max–13-15h ; Min–1-3h

Élément : Feu

Déséquilibres Physiques : Signes incluant lèvres bleues avec bords blancs, maigreur, transpiration abondante, gonflement des nodules, migraines, acouphènes, douleurs autour des oreilles, et douleurs abdominales.

Déséquilibres émotionnels : Un sentiment de déficience mentale dû à l'incapacité à assimiler des idées et insécurité. Oublis, indécision, raisonnement confus. Agitation et difficulté à exprimer ses émotions.

Quand en équilibre : Les expressions saines sont l'amour, la joie, la passion, la vitalité, l'enthousiasme, la capacité à prendre des décisions, la clarté des idées.

Yang du Gros Intestin↓

- Assure l'élimination des restes de nourritures, des endotoxines et des excès de mucosité par l'épaississement de la paroi de l'intestin
  Participe au travail du système urogénital.

Max–5-7h ; Min–17-19h

Elément: Métal

Déséquilibres Physiques : Associé aux poumons, le gros intestin dépend du mouvement des poumons par le biais de l' expansion et la contraction du diaphragme, qui opère comme une pompe pour donner de l'impulsion au péristaltisme en régulant la pression abdominale. Les symptômes incluent : douleurs abdominales crampes intestinales, diarrhées, constipation et dysenterie ainsi que des troubles de la bouche, des dents, du nez et de la gorge.

Déséquilibres émotionnels : Le méridien du gros intestin est affecté par les émotions de tristesse, chagrin et préoccupation. Un déséquilibre énergétique dans le gros intestin peut provoquer une faiblesse physique et une introversion émotionnelle, accompagnée de sentiments de dépression, irritabilité, découragement, détresse et apitoiement, ainsi qu'une faible estime de soi.

Yang de la vésicule biliaire↓

- Contrôle de son fonctionnement, contrôle partiel des parties sous-corticales du cerveau.

Max–23-1h ; Min–11-13h

Méridien du Gros Intestin

Élément : Bois

Déséquilibres Physiques : insomnies, réveil soudain, réveil à l'aube et incapacité à trouver le sommeil, tendons, larmes, ongles, maladies des yeux, glaucome et mauvaise vision nocturne, cou rigide, sifflements dans les oreilles, étourdissements.

Déséquilibres émotionnels : timidité, indécision, se décourage facilement ... et rancœur.

Quand en équilibre : courage et initiative, prise de décision et discernement, sommeil de bonne qualité, capacité à s'exprimer, organisation, réflexion, analyse et prises de décisions.

Yang de l'Estomac ↓

● Contrôle de son fonctionnement, contrôle du métabolisme des tissus conjonctifs.

Max–7-9h ; Min–19-21h

Élément : Terre

Déséquilibres Physiques : Problèmes digestifs et d'estomac, douleurs abdominales, distension, œdème, vomissements, mal de gorge, paralysie faciale, mal aux gencives du haut, saignement de nez.

Déséquilibres émotionnels : Anxiété, préoccupation, scepticisme, peu de confiance en soi, sentiment de suspicion et méfiance.

Quand en équilibre : Équité, ouverture d'esprit et attentionné

Chakra: Chakra Racine

Yang du Triple Réchauffeur↓

Récupère l'énergie
Contrôle du catabolisme
Lié au système hormonal.

● Max–21-23h ; Min–9-11h

Élément : Feu

Déséquilibres Physiques : Troubles sur le côté de la tête, oreilles, yeux et gorge ainsi que maladies qui incluent les régions par lesquelles le méridien passe (le méridien de la vésicule biliaire, le méridien de la péricarde, le méridien de l'intestin grêle).
Quand en équilibre : Au grand cœur, esprit équilibré et émotion de joie.

Yang de la vessie↓

Max-3pm-5pm

Elément : Eau

Déséquilibres Physiques : migraines, mal de dos, ou problèmes urinaires comprenant polyurie et incontinence, mal aux yeux, larmoiement et rhumes. *Voir aussi : 7 Emotions*
Déséquilibres émotionnels : Manque d'énergie, inflexibilité et peur. La résistance au changement et l'attitude négative sont aussi des expressions du déséquilibre du Méridien de la Vessie.
Quand en équilibre : Espérance, calme et enpaix.

Rapport

Cette fonction prépare un fichier PDF, comprenant les descriptifs des paramètres principaux. Des commentaires, des recommandations et des images peuvent y être ajoutés, les informations peuvent être personnalisées pour y ajouter des corrections. Un clic sur le bouton Enregistrer permet de sauvegarder le document sous la forme d'un fichier PDF.

Export to CSV

Cette commande permet de sauvegarder les paramètres principaux en mode CSV pour un futur traitement sous Excel, Statistics et autres logiciels similaires. Les Fractions sont présentées selon le style européen, avec une virgule entre le nombre entier et la partie décimale du nombre. Pour voir les données correctement, il peut être nécessaire d'activer les paramètres européens du programme.

Différents Types de Bio-grammes

Des interprétations spécifiques peuvent être attribuées à tous les
Bio-grammes ainsi qu'à tous les secteurs :

Lisse et homogène   État passif
Lisse et ondulé   État actif
Lumineux et homogène   Excès d'énergie
Blocages   Manque d'énergie
Plusieurs lignes (barbu)   Problèmes aigus
Structure en forme d'arbre   Problèmes aigus
Poreux et nuageux   Dérèglement énergétique
Points séparés   Infections cachées
Espacé de la ligne du dessous   Troubles chroniques anciens
Blocage complet   Stress
Anneaux séparés   État de Conscience modifiée
(une influence externe est possible)

Structure	Exemples	Interpretation
Homogène avec ondulations		Phase active d'un organe ou d'un système
Non homogène avec des petits éclats et avancées		Hypofonction sous stress léger
		Hyperfonction sous stress léger

Nous pouvons observer différents défauts, qui peuvent être mis en
corrélation avec l'état particulier d'une personne.

Excès = émission en dehors du contour.

Manque de rayonnement signifie processus aigu ou chronique,
dystrophie.

Non-homogène avec des éclats moyens et avancées		Niveau moyen de stress : mal fonction moyenne
Non-homogène avec lueurs faibles et de grandes avancées		Epuisement, déficit en énergie, blocage, hypofonction sous stress important
Non homogène lumineux et de grandes avancées		Hyperfonction importante
Presque pas de lueur avec des petits points lumineux sur le périmètre		Doigts mouillés- Niveau de stress important

Des émissions éloignées sans connexion avec le Bio-gramme principal signifient qu'un processus pathologique chronique en stade avancé est présent (comme un kyste). Des émissions débordantes connectées au Bio-gramme signifient un processus aigu (infection, ischémique) ; Une émission non-agressive importante dans les zones de blocage correspond à l'exacerbation d'une maladie chronique.

La forme, la taille ou l'intensité d'un excès d'émission sont des caractéristiques de l'activation des processus. Plus les branches sont divisées et l'émission active, plus le processus est aigu et actif. Une "interférence" interne ou externe signifie une intoxication endogène ou exogène(interférence électromagnétique, excrétions, énergie néfaste, travail avec des personnes malades, burn-out professionnel).

Une émission non-agressive "en forme de doigt" signifie une charge supplémentaire de travail sur l'organe avec une réduction de sa résistance fonctionnelle ou une excroissance superflue des tissus (Kyste, concrétion).

Structure en forme "d'arbre" – processus aigu (inflammation, métaplasie).

Bruit important dans le cercle interne		Interférence statique électromagnétique ou biologique de l'organisme
Plusieurs lignes lumineuses, en forme de barbe		Activation de processus aigus, inflammation, blocages importants du fonctionnement
Structure en forme d'arbre, ou d'herbe		Processus aigu actif
Espace entre le contour interne et la lumière bleue		**Problème chronique ancien**
Ligne lumineuse séparée		**Kyste ou formations similaires**
Formation poreuse, en forme de nuage, ou raisin		**Processus inflammatoire en développement**
Points lumineux séparés		**Problème chronique ancien Infections cachées**
Espace linéaire dans l'émission lumineuse		Cicatrices ou traces de tissus incisés après une opération chirurgicale ou autres blessures
Structures en forme d'arbre entre les points lumineux ; doubles cercles d'émission ; émission en plus		**Etat de Conscience Modifiée**

Exemples de Bio-grammes avec « branches »

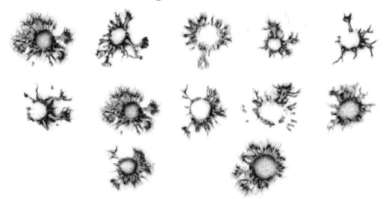

Exemples de Bio-grammes avec « anneaux »

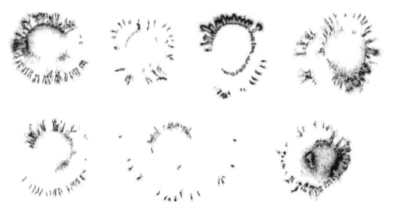

Exemples de Bio-grammes avec « points »

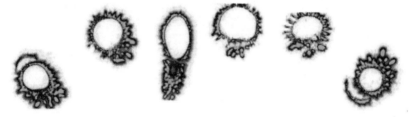

Défauts sur les Bio-Grammes (Stigmates)

Le syndrome d'excès d'émissions endehors du contour externe du Bio-grammes est évalué par leur forme, taille et luminosité et leur position par rapport au contour principal (production séparée ou rattachée). Un excès d'émission sans connexion avec le rayonnement principal peut être le signe d'un foyer pathologique chronique. Un excès d'émission rattaché au reste du rayonnement peut être le signe d'un processus aigu actif, de nature infectieuse ou ischémique par exemple.

La forme de l'émission, ainsi que sa taille et sa luminosité caractérise l'activité du processus : plus l'émission est ramifiée, vive et marquée, plus le processus est actif et fort. Derrière cette activité, on devine le degré de participation des différents mécanismes de l'organisme, commele système nerveux, endocrinien, immunitaire, vasculaire, etc...

Les émissions vives et extrêmement ramifiées sont le signe d'un processus aigu. L'émission de cette forme non-agressive est reliée au Bio-gramme par plusieurs morceaux et montre l'exacerbation de maladies chroniques existantes.

Le syndrome de Déficience est représenté parce que l'on appelle des blocages d'énergies, qui sont à leur tour divisés en parties complètes ou incomplètes. Ces blocages indiquent que le processus agit de manière aiguë (incomplets) ou chronique (complets). Un blocage complet montre une rupture sur le contour intérieur. Un blocage partiel est une rupture associée à une illumination faible, autant par sa taille que par son intensité. Des émissions en étincelles associées à des blocages indiquent une charge fonctionnelle avec une diminution du fonctionnement. Des émissions en forme de champignons, avec ou sans blocages, sont le signe de processus de prolifération anormale, de calculs, ou peut-être de kystes.

Une ramification intense est le signe de métaplasie.

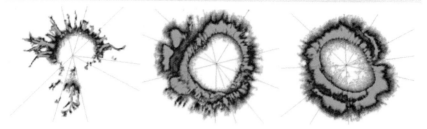

Les Symptômes des Bio-Grammes dans les différents secteurs

Le Secteur Cardiovasculaire 3LR

Les syndromesde l'excès :
- La tendance à l'hypertension artérielle
- Modifications vasculaires à caractère spastique (cou, jambe)
- Possibilité de thromboses
- Augmentation de la libido

Les syndromesde l'insuffisance :
- La tendance à l'hypotension artérielle
- Processus vasculaires stagnants
- Insuffisance vasculaire des membres inférieurs (avec tendance à l'œdème)
- Baisse de la libido

Secteurs de l'énergie du Cœur - 5LR, 6LR

Les syndromes de l'excès :
- Signes de modifications ischémiques
- Infarctus(en combinaison avec des interférences importantes à l'intérieur du contour)
- Problèmes génétiques ou déficience acquise (en conjonctionavec les défauts sur le Bio-gramme)
- Arythmie de type tachycardie(auriculaire)
- Spasmes coronariens

Les syndromes de l'insuffisance :
- Signes de modificationsmétaboliques / morphologiques Cardio-scléroses

- Troubles de la conduction cardiaque
- Athéroscléroses avec occlusion possible (en combinaison avec des interférences, le rayonnement de la seconde couronne et des émissions en giclées)

Secteurs du système respiratoire 1LR, 5LR

Les syndromes de l'excès :
- Une réflexion des processus aigus, habituellement à cause inflammatoire
- Processus topiques possibles.

Les syndromes de l'insuffisance :
- Conséquences des maladies inflammatoires

Secteurs du système endocrinien 4LR

Les syndromes de l'excès :
- Possible hyperfonctionnement de la glande
- Possibilité de néoplasme

- Les syndromes de l'insuffisance :
- Tendance à la diminution du fonctionnement
  Modifications dans le parenchymede la glande
  (particulièrement si interférences)

• Secteurs de la colonne vertébrale 2LR
- Les syndromes de l'excès :
- Instabilité ligamentaire avec possibilité de spondylolisthésis
- Protrusion discale

Les syndromes de l'insuffisance :
  Troubles de la minéralisation du tissu osseux
  Possibilité de compression
-
Secteurs de l'appareil digestif 2LR, 5LR

Les syndromes de l'excès :
  Signes de modifications des fonctions motrices de type spastique (hyperkinétique)

Signes de micro-inflammation dans un contexte de parasitose.

Les syndromes de l'insuffisance :

- Signes de modifications des fonctions motrices de type atonique (hypokinétique)

  Modification possible de la structure des parois.

Secteurs du système urinaire 3LR, 5LR

Les syndromes de l'excès :

- Les signes de fonctionnement, augmentation de la filtration

  Possibilité de modifications inflammatoires dans le parenchyme
- Les calculs

Les syndromes de l'insuffisance :

Les signes de réduction du fonctionnement

Possibilité de modifications structurales dans le parenchyme rénal.

Secteurs de l'Appareil Génital 4LR

Les syndromes de l'excès :

- Signes d'inflammation
- Possibilité de processus hyper-prolifératifs

  Kyste d'inclusion

  Hyperplasie

  Menstruation pour les femmes

Les syndromes de l'insuffisance:

Signes d'adhérences cicatricielles

Secteurs des glandes mammaires 5RL

Les syndromes de l'excès :

Changement de cycle

Tendanceà la mastite

Possibilité de néoplasmes

Les syndromes de l'insuffisance :

Les conséquences des inflammations

Contrôle des Réactions de l'Énergie

Comme nous l'avons vu plus tôt, avec l'appareil Bio-Well, il est possible de suivre les transformations du Champ énergétique pendant le traitement, les exercices ou tout autre type d'activité. Vous voudrez peut-être aussi tester différentes substances ; nourriture, médicaments, etc. Il est possible de le faire de différentes manières :

1. Utilisez le mode " Scan complet" avant et après pour obtenir tous les paramètres que vous voulez contrôler (Utilisez le mode "Comparer").

2. Utilisez le mode "Test de Stress", qui vous permet de comparer uniquement les niveaux de Stress, Énergie et Équilibre.

3. Utilisez le mode "Après Analyse", qui vous permet de comparer instantanément Champ d'Énergie et Chakras avant et après. Ce mode est une version simplifiée du mode Comparer.

4. Utilisez le mode "Méditation", qui vous permet d'observer les dynamiques temporelles de différents paramètres.

Concernant le mode "Méditation" la procédure est la suivante :

1. Insérez le support du cylindre dans la lentille Bio- Well.

2. Connectez le bracelet BioClip au cylindre en titane.

3. Mettez le Bracelet sur votre poignet gauche.

4. Pressez le bouton "Démarrer". Après 10 minutes d'enregistrement de l'environnement, vous pouvez appuyer sur le bouton "Méditation" pour enregistrer tout changement sur la courbe d'Entropie.

Vous pourrez maintenant vérifier l'influence de différents sujets sur votre Champ Energétique, comme par exemple des produits ou des médicaments. Pour cela, prenez l'objet à tester (nourriture, médicaments ou allergène potentiel) dans la main droite et observez les réactions sur le graphique. Si la courbe d'Entropie descend, c'est le produit qu'il vous faut !

De cette manière, vous pourrez choisir les pierres précieuses ou gemmes qui sont le plus bénéfiques à chaque personne. La nourriture, les médicaments ou l'eau peuvent être ainsi choisis et vous éviterez les produits inadaptés dès le début. En choisissant la nourriture ou l'eau appropriée, votre santé peut s'améliorer considérablement. De nombreuses personnes réagissent à des allergènes cachés, dans les produits quotidiens, les odeurs ou l'environnement. Il est possible de détecter ces allergènes par une prise de sang, mais cela doit être effectué par un laboratoire spécialisé. Avec l'appareil Bio-Well, vous pouvez le faire vous-même, pour vous, vos amis, votre famille, de chez vous.

Important !

Avant de pouvoir obtenir des résultats corrects, vous devrez vous entraîner sur des sujets neutres, comme une pierre ou un verre vide pour vous assurer de n'obtenir aucune réaction. Le niveau de réactivité dépend du type de système nerveux. Ce type de test peut ne pas être applicable aux personnes souffrant d'un très haut niveau de stress.

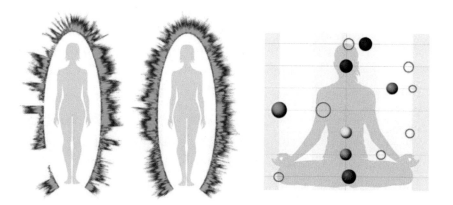

Champ Energétique et Chakras avant et après avoir bu un verre d'eau structurée. http://www.crystalblueent.com

Tests Fonctionnels Bio-Well

(Le document suivant a été préparé avec le Professeur Oleg Sorokin et le Dr Vladimir Senkin)

Les tests fonctionnels Bio-Well sont une "provocation physiologique", la stimulation d'un dysfonctionnement du système permettant d'identifier ses points faibles, signes visuels, tendances énergétiques. Ils déterminent la nature des réponses (hyper-énergétique, normo-énergétique, hypo-énergétique).

Classification des tests

Ce sont des tests de déstabilisation : test d'occlusion, test orthostatique, utilisation des points reflexeset le test de la surcharge fonctionnelle sur le système (hyperventilation). Les mesures devraient être prises avant et immédiatement après le test.

Le test d'occlusion : commence par une inhalation profonde puis on retient sa respiration autant que possible. Cela teste la formation d'un épisode d'ischémie ainsi que les changements de nature de l'oxydation et de la production d'énergie. Le test d'occlusion montre l'énergie dans des conditions de stimulation artificielle d'état de déficience énergétique.

Le test orthostatique : il s'agit de passer de la position assise à la position debout, cinq fois. Le rythme dépend de la personne à évaluer. Le test orthostatique analyse le ystème circulatoire, - méridien du péricarde - et les canaux du cœur.

Le test de surcharge fonctionnelle sur le système (hyperventilation) consiste en de profondes respirations 10-12 fois par minute. Cela stimule le méridien du poumon (système broncho-pulmonaire, nerf vague) et aide à observer les stigmates liés à ce méridien.

Distraction de l'Attention (inhibition externe) : consiste à serrer le poing, en faisant un mouvement, en tenant un objet, tout en concentrant son attention sur l'autre main. Le but de ce test est de débloquer les pressions cognitives sur l'énergie.

Se concentrer sur le problème permet de le nommer, cela provoque sa manifestation et permet d'observer les tendances inconscientes. Cette méthodologie requiert un enregistrement continu du secteur qui nous intéresse en mode Test de Stress.

Le test des Points Reflexes : différents effets sur ces points provoqueront des variations sur les canaux énergétiques. Ceci est un test précis qui demande des connaissances et des capacités particulières dans le domaine de la réflexologie.

Critères du test des Points Reflexes :

- Une lecture de l'environnement est prise à 100%
- Surveillez l'apparition de signes pathologiques reproductibles, qui changent l'énergie de 15%
- Moins 15% et plus : diminution (réponse hypo-énergétique)
- Plus 15% ou plus : augmentation (réponse hyper - énergétique)
- Procédure : étape par étape

Dynamiques positives→diagnostic de conclusion→precis Conclusion sujet→traitement adéquate→ pronostic favorable

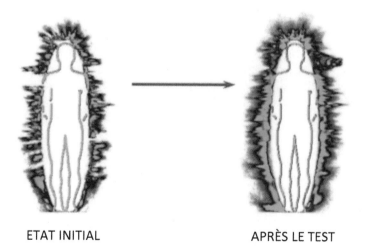

ETAT INITIAL   APRÈS LE TEST

REACTION POSITIVE AU TEST

DIAGRAMME

GAUCHE

DROIT

Area Normalised

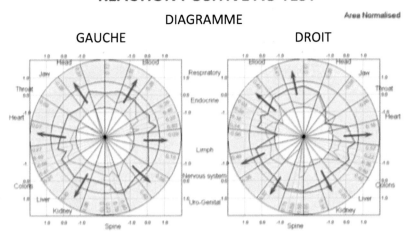

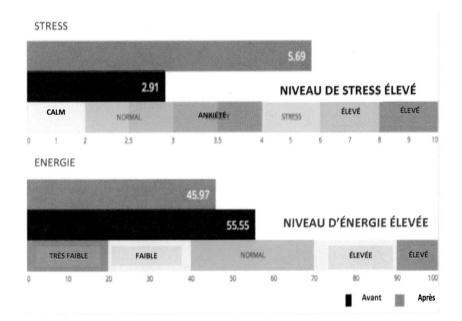

DYNAMIQUES NEGATIVES→FAIBLE RESERVE DE L'ORGANISME→DIAGNOSTICSUJET→METHODE DE TRAITEMENT ADÉQUATE→ DOSES MINIMUN DE TRAITEMENT→ PROGNOSTIC DE PATHOLOGIE CHRONIQUE

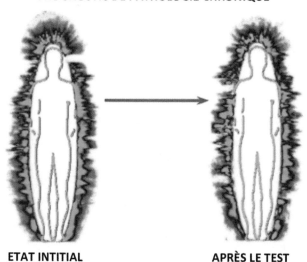

ETAT INTITIAL   APRÈS LE TEST

REACTIONS NEGATIVES AU TEST

DIAGRAMME

GAUCHE   DROIT

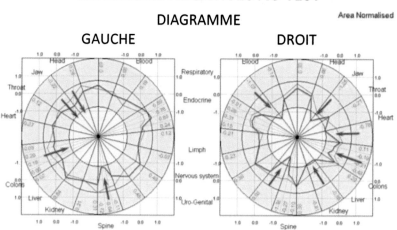

Scan de l'Environnement

Le mode Scan Environnement enregistre les dynamiques temporelles des différents processus, en utilisant Bio-Well connecté à des appareils supplémentaires. Le capteur Spoutnik ou l'électrode à Eau :

L'appareil Bio-Well avec l'antenne Spoutnik vous permet d'observer les dynamiques temporelles de l'Énergie de l'Environnement. Cela peut être nécessaire dans de nombreux cas :

1. Tester des endroits différents, trouver des lieux calmes et les énergies perturbatrices.
2. Tester les situations énergétiques à différents endroits (trouver la position du soleil, de la lune, moment de l'année, etc.. pendant les sessions d"enregistrement).

3. Mesurer l'énergie aux endroits énergétiques, naturels ou construits par l'homme, temples, lieux sacrés, anciennes citées, etc....
4. Tester les zones géo-actives, en particulier, les zones de stress géo-actives

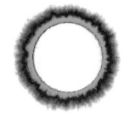

Pour procéder à un Scan dynamique, vous utiliserez les éléments suivants :

*   L'appareil Bio-Well
*   Le capteur Spoutnik

Vous procèderez comme suit :

*   Connectez Spoutnik au support du cylindre en titane.
*   Insérez le support du cylindre en titane dans la lentille Bio-Well.
*   Testez l'image en mode Scan Complet. Elle devrait ressembler à un anneau. Si l'image est déformée, vérifiez la position du support du cylindre en titane.
*   Appuyez sur le bouton "Démarrer".

Cela prend 3 minutes pour que la courbe du graphique se stabilise.

Il est bien connu que les gens ne ressentent pas leur environnement de la même manière. A certains endroits, vous dormez comme un bébé et vous vous réveillez plein d'énergie, et à d'autres, vous faites de beaux rêves et de beaux voyages tout en dormant. Cependant, pendant des centaines d'années, les gens ont recensé et vérifié par l'expérience l'existence d'endroits où les gens dorment mal, tombent malades plus facilement, et où leurs performances sont moindres. Quelle est la différence entre ces endroits ? Nous n'en savons que très peu dans la science occidentale mais il est clair que les effets sont dus à différents facteurs. Le phénomène est une combinaison de l'influence de la Terre, anomalies sous-terraines, crevasses, sources sous-terraines, gaz dans l'atmosphère, naturels ou industriels, environnement électromagnétique, et l'influence de l'Univers, le soleil, la lune, et les rayons cosmiques. Il est presque impossible de savoir de quels facteurs il s'agit, nous avons donc besoin d'un dénominateur commun pour évaluer la situation générale d'un endroit particulier. Si seulement nous avions un appareil physique acceptable qui puisse mesurer ces zones !

Heureusement l'appareil Bio-Well nous le permet. Des années de recherches confirment l'idée que Bio-Well peut évaluer la situation énergétique de l'environnement. Des expéditions à différents endroits du globe testés comprenant : le Pérou, la Colombie, l'Inde la Birmanie, la Sibérie, et bien d'autres endroits, ont démontré la sensibilité de cet instrument dans sa capacité à évaluer l'environnement. Des études scientifiques ont été menées et publiées dans des revues scientifiques, des brevets ont été délivrés dans différents pays, et cet instrument est maintenant accessible au public.

Nous recommandons la prise de mesure sur au moins 35 minutes. Il n'y a pas de temps limite maximum. Dans un environnement calme, paisible, après avoir réglé l'appareil, attendez environ 5-15 minutes avant que le signal ne réagisse aux changements de l'environnement.

Le capteur d'énergie environnementale Spoutnik est utilisé pour observer l'Energie de l'Environnement et ses effets sur le bien-être émotionnel. Le capteur Spoutnik mesure l'énergie de l'environnement ou la situation énergétique dans une pièce, ce qui vous permet d'observer comment elle change selon que les gens méditent, prient ou écoutent une présentation.

La représentation schématique de l'installation expérimentale est montrée sur ce dessin.

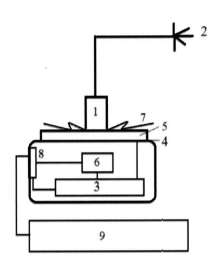

Fig.L'installation expérimentale

1. Cylindre métallique
2. antenne Spoutnik
3. électronique
4. revêtement conducteur transparent
5. Electrode à quartz transparent
6. Convertisseur vidéo
7. Rayonnement lumineux
8. connecteur USB;
9. Ordinateur

Le cylindre en titane de 15 mm de diamètre connecté à l'antenne 2, est situé sur la surface en quartz de l'électrode 5, l'envers de la surface est recouvert d'un revêtement conducteur transparent 4.Toutes les 5 secondes, un voltage sous la forme d'une séquence d'impulsions d'amplitude d'au moins 7 kV, d'une durée de 10 microsecondes à une fréquence de 1 kHz est émis depuis le générateur et appliqué au revêtement. La lumière ultraviolette 7 est transformée par un système optoélectronique 6 en une série d'images, qui sont analysées par ordinateur.

La décharge a lieu sous l'effet des courants de déplacement entre l'antenne 2 et des objets mis à terre ou conducteurs dans l'environnement. Selon l'apparence des différents champs naturels dans l'environnement, la composition chimique de l'air et l'état des objets conducteurs (dont les humains), les conditions de la propagation des ondes électromagnétiques dans l'espace changent. Quand les courants d'énergie dans le système sont redistribués, cela influence les paramètres du rayonnement. C'est comme ça que les systèmes expérimentaux réagissent habituellement aux changements dans la capacitance de l'espace qui les entoure ainsi qu'à la présence des objets conducteurs . En d'autres mots, nous pouvons dire que le signal dépend de la propagation des ondes électromagnétiques stagnantes dans l'espace.

De légers changements dans l'état fonctionnel du corps humain conduisent à une modification de l'impédance du corps, ainsi que du champ de distribution autour du corps et de la composition chimique de l'air ambiant(due à l'air expiré et à l'émission de substances endocrines par la peau).

Le bouton Statistiques ouvre la fenêtre des statistiques.

Ajoutez des étiquettes. Des étiquettes peuvent être ajoutées à des intervalles de temps égaux de 60 à 6000 secondes. Cliquez sur Calculer. Le programme calcule les paramètres de tous les intervalles et statistiques paramétriques / non- paramétrique sétiquetés. Chaque intervalle est comparé avec le précédent.

Dans la zone Géo-active, les variations d'énergie peuvent être importantes. Le graphique ci-dessous montre la variation d'énergie à l'intérieur et à l'extérieur d'un agroglyphe en. Angleterre pendant l'été 2006. L'énergie était plutôt stable à l'extérieur du cercle de culture (voir graphique ci-dessous) mais à l'intérieur elle a augmenté pendant toute la durée de la prise de mesure.

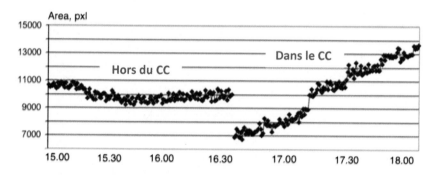

Fig. Mesures Spoutnik de l'agroglyphe en Angleterre

De la même manière que vous pouvez détecter des variations d'énergie au lever ou au coucher du soleil, ou à l'approche d'une tempête, vous pouvez aussi mesurer la transformation du Champ énergétique Humain d'une personne ou de vous-même. De cette manière vous verrez votre propre énergie. Se basant sur des années d'expérience avec les mesures Spoutnik, Dmitry Orlov nous présente un paramètre empiriquem particuliere, Le "Niveau d'Activité de l'Environnement " (ALE en anglais). Pour calculer ALE, vous aurez besoin d'au moins 30 minutes ou plus de prise de mesure, pour pouvoir avoir 3 intervalles ou plus. Nous calculons la Déviation Standard pendant 30 minutes puis nous la divisons par 2.96.

$$ALE = StD\ (30\ min)\ /\ 2.96$$

ALE permet d'évaluer l'activité de l'environnement selon les paramètres suivants :

Nous présentons ici la description des deux expériences faites avec

Type d'environnement	Utilisation//Influence sur la personne	Niveau d'activité
Hypo-activé / géo-pathogénique stress	Pas d'utilisation // Ralentissement radical, pompe l'énergie	< 25
Activité faible.	Méditation // Ralentissement du métabolisme, relaxation	26-40
Activité normale	Sommeil, restaure l'énergie, le calme // Maintient du fonctionnement normal de l'activité	41-55
Activité importante	Travail, activités sportives // Activation du métabolisme	56-75
Hyperactivé	Pas d'utilisation // Hyperactivation, épuisement rapide	76-100
Anormale	Pas d'utilisation // Variation chaque des niveaux de stress.	> 100.

le capteur Spoutnik.

Vous pourrez trouver de nombreuses informations dans le livre de K. Korotkov "The Energy of Space" sur Amazon.com

Evaluation des Paramètres environnement aux à différents endroits de Moscou

Méthodes

Le 17 avril 2016 : Sous la bénédiction du PèreAbbot Nicholas, une série de mesures fut prise à l'église de Saint Nicolas à Tolmachi. C'est dans ce temple que se trouve l'icône préservée de Notre-Dame de Vladimir, amenée en Russie de Constantinople au temps du Grand-Duc de Kiev, Iouri Dolgorouki (1090–1157).

L'Histoire de Moscou et de l'icône de la Vierge de Vladimir sont inséparables. Combien de fois, la Mère de Dieu a-t-elle sauvé la capitale de ses ennemies grâce à la sainte icône ! Cet icône a traversé toutes les époques ; des temps apostoliques à l'époque byzantine, de la Rous'de Kiev à celle de Vladimir, et plus tard la Grande-Principauté de Moscou, la Troisième Rome; comme on dit "il n'y en aura pas de quatrième." La Divine Providence a formé le royaume de Moscou qui a embrasséles liens mystiques d'anciens empires, l'historique et les traditions d'autres peuples orthodoxes. L'icône miraculeuse de Vladimir devint un symbole d' unité et de succession. Elle survécu tà des siècles de guerres et d'agitation en Russie, et pendant de nombreuses années, elle fut le symbole de la protection de Dieu sur la Russie. Depuis 1935, l' icône est conservée à l'église Saint Nicolas, annexe de la galerie Tretiakov de Moscou.

Le 17 avril au matin, nous avons reçu la permission d'installer le capteur "Spoutnik" près de l'icône de Notre-Dame de Vladimir, à une distance d'environ un mètre de l'icône. Le capteur fut placé en mode continu. Les paramètres étaient enregistrés toutes les 5 secondes. Nous ne pouvions pas vérifier les données avant la fin de l'opération et donc l'expérience a eu lieu en mode randomisé en double aveugle. Pendant toute la durée de l'expérience, 200 personnes sont passées dans le temple. A la fin de la Messe du dimanche, l'enregistrement des paramètres fut effectué avec le même appareil à l'entrée et à la sortie de l'église. La température était proche de 25°C, et l'humidité d'environ 50%. Les données d'analyse furent ensuite transférées au serveur Bio-Well quand nous avons pu nous connecter à internet.

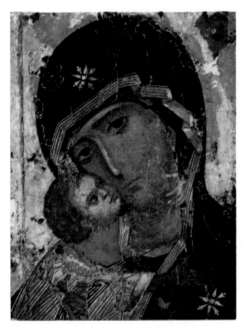

Le soir du même jour, des paramètres "Spoutnik" furent enregistrés par le même appareil à l'intérieur de la cathédrale de Saint Pierre et Saint Paul pendant un concert d'orgue, avec la participation d"un doudouk (instrument arménien) et d"un ténor.

Le 18 avril : Des paramètres Spoutnik furent enregistrés au cimetière de Novodevi-chi, près de la tombe de Anton Chekhov, et le 19 avril au cimetière de Perepechinsky près de la tombe d'une personne inconnue. Ces deux jours-là, il faisait beau etle ciel était dégagé, avec une température de 11–12°C, une humidité de 50–60% et l'absence de vent.

Résultats

Lors du traitement des données, nous nous sommes intéressés à la valeur des paramètres environnementaux et à la réponse dynamique du capteur "Spoutnik" aux évènements qui ont eu lieu à l'endroit de l'enregistrement.

Dans l'église Saint Nicolas, les enregistrements avaient eu lieu avant et après la messe dominicale, ce qui est reflété dans les variations des paramètres. La Figure 1 présente la courbe dynamique des paramètres d'énergie sur 140 minutes. Les 10 premières minutes d'enregistrement ont été prises avant le service. Lors de la lecture du psautier, puis pendant le chant de la chorale

40 minutes plus tard, le signal diminua ; par contre au début de la messe, il commença à augmenter ; et une heure après le début du service, le signal atteignit un niveau stable, et y resta pendant 40 minutes jusqu'à la fin de l'enregistrement, baissant légèrement à la fin. (Fig. 1). L'index de l'"Activité Environnementale" (voir description dans le chapitre Observation) se trouvait dans le champ des valeurs minimales, changeant légèrement pendant le service (Fig. 2).

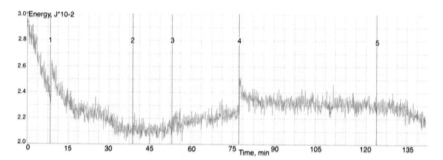

Fig. 1. Dynamique temporelle des paramètres d'énergie avant et pendant la messe dominicale dans l'église de Saint Nicolas.

Moments de la Messe: 1-le début de la lecture des psaumes; 2- chorale; 3- début du service ; 4-début du sermon; 5- Chants.

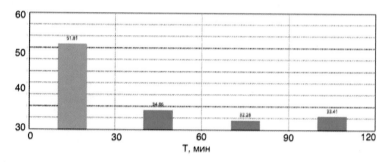

Fig.2. Les dynamiques temporelles de l'index de l'"Activité environnementale" pendant la messe dominicale.

Si l'on compare les paramètres relevés près de l'icône de Notre-Dame de Vladimir (dans l'église, à une distance de 20 mètres de l'icône), et ceux pris à la sortie de l'église, on observe une différence importante entre eux. (Fig. 3). Le niveau d'énergie à l'intérieur et à l'extérieur du temple est similaire, mais bien moindre que les niveaux d'énergie mesurés près de l'icône.

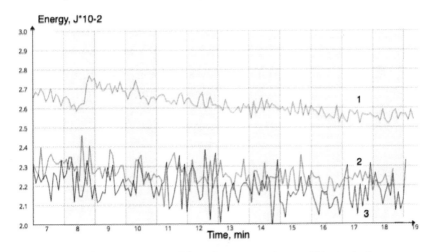

Fig. 3. Dynamiques temporel les des paramètres d'énergie à différents endroits de l'église : 1-près de l'icône de Notre-Dame de Vladimir, 2-à l'intérieur du temple, 3-à la sortie du temple.

Les dynamiques temporelles des signaux captés pendant le concert d'orgue reflètent les moments importants de la performance. (Fig. 4). Le niveau de ce signal était en-dessous de celui des signaux pris à l'église Saint Nicolas.

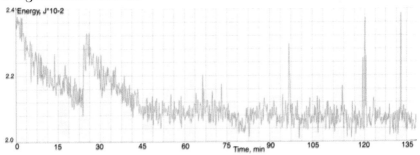

Fig. 4. Les dynamiques temporelles des paramètres d'énergie du capteur Spoutnik pendant un concert d'orgue à la cathédrale de St Pierre et St Paul.

Les signaux captés dans les deux cimetières étaient remarquablement plus variables et forts que les signaux dans l'église de Saint Nicolas ou dans celle de St Pierre et St Paul. (Fig.

5). Les niveaux d'énergie et l'index de l'"Activité Environnementale" dans les cimetières étaient 10 fois plus élevés que ceux des églises. (Fig. 6). Mais près de la tombe d'Anton Chekhov, l'index de l'"Activité Environnementale" était deux fois plus élevé que celui près de la tombe de la personne inconnue. (Fig. 7).

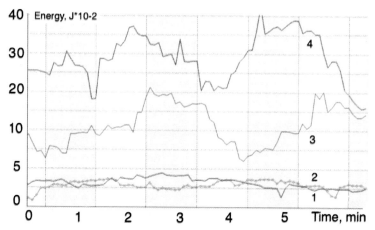

Fig. 5. Dynamiques temporelles de la variation standard de l'amplitude du signal à différents endroits de Moscou. 1- Temple de St. Pierre et St Paul, 2 -Temple de Saint Nicolas, 3-Cimetière Perepechinsky, 4-Cimetière Novodevichi.

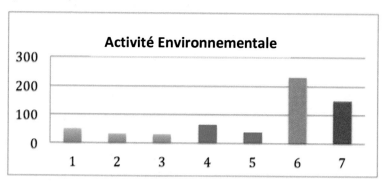

Fig. 6. Index d'"Activité Environnementale" à différents endroits de Moscou. 1, 2, 3- Eglise St Nicolas, 4, 5- Temple de St Pierre et St Paul, 6-Cimetière Novodevichi, 7-Cimetière Perepechinsky.

Nous pouvons noter que leur présence à la messe affecte de manière significative l'état des paroissiens. Par exemple, Fig. 7 présente une image du champ énergétique humain avant et après le service. Comme nous pouvons le voir, bien qu'ils soient restés debout pendant plus de deux heures pendant la messe, l'énergie augmente considérablement.

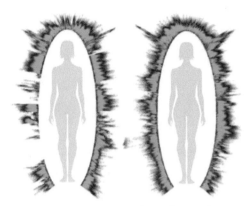

Fig. 7. Image du champ énergétique humain avant et après la présence à la messe.

Observations

Lors du traitement des données obtenues par l'appareil Bio-Well et le capteur "Spoutnik", les paramètres les plus importants sont l'énergie et l'activité environnementale.

Le paramètre énergie représente l'énergie des photons émise par le senseur en métal de l'appareil Bio-Well sous l'influence du champ électromagnétique dû à l'ajustement de l'appareil par les paramètres environnementaux. [1,2].

L'index de l'"Activité environnementale" est une estimation de la variation standard du signal de l'appareil sur 30 minutes. Ce paramètre varie de 0 à 300, et on peut y associer ces analogies : de 0 à 60 ; c'est une mer calme ; 60–100 ; c'est une mer agitée ; 100–200 ; c'est une tempête; plus de 200 ; les conditions sont celles d'un ouragan.

Pendant la messe à l'église Saint Nicolas, il y avait plus de 200 personnes, donc on pouvait s'attendre à ce que l'atmosphère dans la pièce change à cause de leur respiration et de leur sueur. Il est naturel de penser que cela devrait affecter les lectures du senseur. Effectivement, pendant les 40 premières minutes, nous avons observé une diminution importante du signal, qui peut être imputée à l'influence de ces facteurs. (Fig. 1). Il est important de noter que la plupart des paroissiens étaient venus à l'église avant la messe, c'est à dire 10-15 minutes après le début de l'enregistrement. Cependant, avec le début du service, (Région 3 dans Fig. 1), le signal augmente, et reste plutôt constant par la suite. Mais au début du sermon du Père Nicolas, nous observons un pic (Région 4 dans Fig. 1). Cela suggère que le signal n'était pas fortement dépendant d'une variation de la composition de l'atmosphère sous l'influence d'un grand nombre de personnes mais était influencé par d'autres facteurs.

Notons aussi que l'index de l'"Activité environnementale" diminue dans la première demi-heure après le début de l'enregistrement, et qu'il reste ensuite à un niveau bas. La Figure 2 illustre l'harmonisation de l'environnement sous l'influence de la prière. La différence statistiquement importante des signaux mesurés près de l'icône de Notre-Dame de Vladimir, et à d'autres endroits de l'église, est impressionnante.

Dans les cimetières, l'énergie ainsi que les index "Activité environnementale" étaient extrêmement hauts. Cela indique des conditions particulières à ces endroits, mais la mesure prise une seule fois ne permet pas de tirer de conclusions. D'après notre expérience avec les mesures du capteur "Spoutnik" [3], de si hautes valeurs seraient défavorables à l'activité humaine sur le long terme. Toutes ces mesures ont été prises en mode randomisé en double-aveugle. En effet, l'enregistrement du signal s'est fait automatiquement et l'analyse des paramètres a été effectuée sur le serveur. Le traitement des résultats de mesures et leur impact, n'a été possible que quelque temps après leur prise.

Conclusion

Les données ci-dessus, l'atmosphère de l'église, le service religieux, et la présence de l'icône, confirment l'idée qu'ils influencent de manière favorable les paramètres de l'environnement et l'état des personnes présentes. De futures expériences sont nécessaires à la mise à jour de ces données.

L'auteur remercie Mannspeiser Ruben, Père Nicolas et Anton Avdeev d'avoir organisé les prises de mesures.

09.09.2016 Expérience

Cette expérience a été réalisée à   Saint-Pétersbourg, dans le laboratoire du Professeur KG Korotkov, en utilisant deux appareils Bio-Well. A 8h40, le capteur "Spoutnik" fut connecté à un appareil (Figure 1), et à 9h40, un senseur en platine pour solution aqueuse fut connecté au deuxième appareil, l'extrémité de celui-ci fut suspendue dans un verre d'eau filtrée. Les deux appareils travaillèrent automatiquement en mode hors-ligne jusqu'à 18h, après quoi les données furent transférées au serveur et analysées. De 9h40 à 18h, personne n'est entré dans le laboratoire.

De 11h à 11h30, un impact mental à distance fut envoyé au capteur par un groupe de six personnes. Six personnes étaient assises ensemble dans le bureau de Moscou (700 km de Saint-Pétersbourg), trois autres étaient à différents endroits de Moscou, alors qu'une personne étaient à Penza et une autre à Belgorod. Les participants se virent assignés la tâche suivante : "Envoyez des pensées positives au capteur Spoutnik situé à Saint-Pétersbourg pour en changer la lecture de plus de 10%." Ils utilisèrent la méthode suivante pour visualiser leur intention : "sentez le capteur comme une partie de vous-même et envoyez-lui des émotions positives."

La donnée initiale représente une courbe du temps à plusieurs paramètres (Figure 2). Lors de l'analyse, La division est faites en plusieurs intervalles, et les paramètres moyens sont calculés à chaque intervalle.

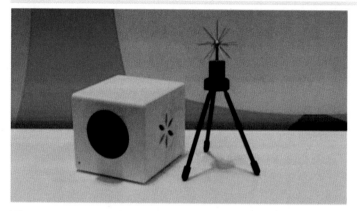

Fig. 1. Appareil Bio-Well avec capteur «Spoutnik».

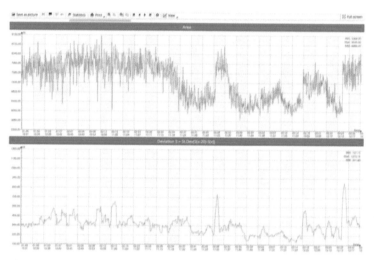

Fig.2. Dynamiques temporelles du signal.

Résultats

Fig. 3 montre les données traitées des dynamiques temporelles de l'endroit et la variation standard de l'endroit pour les capteurs "Spoutnik" et le senseur à eau.

Comme nous pouvons le voir sur les graphiques, les deux capteurs ont réagi par des variations statistiquement importantes de leurs paramètres au moment de l'impact. L'orientation de la réaction était la même: la zone a diminué mais la variabilité des paramètres a augmenté, indiquant la simultanéité des réactions à l'impact du

? facteur externe.

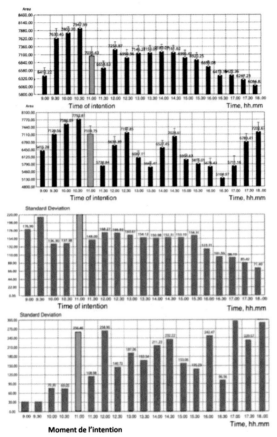

Fig. 3. Les données traitées des dynamiques temporelles de l'endroit et la variation standard de l'endroit pour les capteurs "Spoutnik" et le senseur à eau.

Conclusion

Les données ne laissent pas l'ombre d'un doute sur le fait que l'influence mentale à distance a été enregistrée par deux capteurs indépendants, opérant à l'intérieur, en mode automatique et de manière parallèle. Le jour de l'expérience, il faisait beau. Aucune variation n'a été ressentie dans le champ géomagnétique.

Mode Méditation

Ce mode permet d'enregistrer les effets de la méditation en utilisant le capteur Spoutnik ou le bracelet Bio-Clip, attaché au poignet humain. Il faut 10 minutes pour recueillir les informations de l'environnement, mais après cela, vous pouvez appuyer sur le bouton Méditation. Le bouton Arrêt Méditation insère l'étiquette, mais les mesures continuent. Le bouton Arrê tarrête la prise de mesures. Les résultats sont ensuite présentés sous la forme d'une courbe dynamique d'Entropie.

Les mesures prisent pendant les cérémonies religieuses, le yoga, la méditation, les conférences, et les performances musicales démontrent que le signal du capteur varie statistiquement beaucoup pendant la prise de mesures et ces variations dépendent des évènements en cours.

L'exemple ci-dessous montre l'influence de la concentration humaine sur le capteur Spoutnik. Cette expérience a été répétée de nombreuses fois et la plupart du temps (en cas de concentration réelle ou méditation profonde), les effets étaient significatifs.

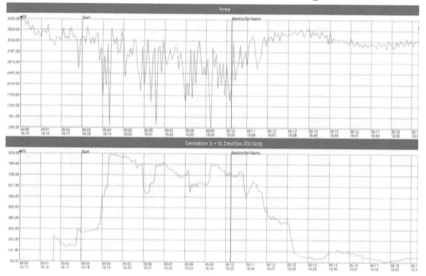

Tester l'Eau

Pour tester l'eau avec Bio-Well vous devez procéder comme suit:

1. Positionnez le cylindre de calibration en titane sur l'électrode optique de Bio-Well puis placez Bio-we llsur le support en plastique.

2. Connectez l'électrode à eau au support du cylindre.

3. Insérez le capteur d'Eau dans le tube à eau.

4. Prenez des mesures dynamiques en mode Environnement.

La courbe dynamique qui en résulte illustre le processus d'interaction entre l'eau testée et son environnement et ses réponses possibles aux stimulis externes.

(Champs électromagnétiques, appareils divers et interaction humaine), ainsi que la transformation de l'eau sous les effets de différents traitements.

Le capteur d'Eau Bio-Well ne permet pas d'évaluer la qualité de l'eau ou de comparer différents types d'eau selon leur qualité. Cependant, vous pouvez comparer différentes eaux selon leurs paramètres EPI (voir exemples).

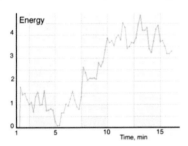
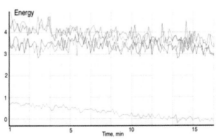

Exemple 1. Réponse de l'eau aux champs électromagnétiques à hautes fréquences (le générateur est éteint puis allumé).

Exemple 2. Comparaison de 2 eaux différentes (une eau est mesurée quatre fois).

Remarques Importantes

Il faut surveiller les conditions environnementales suivantes lors de l'expérience :

- Les écarts d'humidité relative ne devraient pas dépasser 5%.
- Les écarts de température de l'air ne devraient pas dépasser 10°C.
- Pendant l'expérience, ne pas allumer ou éteindre d'appareils électriques dans la pièce où l'appareil Bio-Well est installé.
- Ne pas utiliser de téléphone portable près de l'appareil Bio-Well ou du capteur Spoutnik.
- Un changement du nombre de personnes dans la pièce peut affecter le résultat des mesures.
- Ne pas prendre de mesures lors de changements atmosphériques importants.
- Prenez en compte les variations géomagnétiques de l'environnement (ex. Soleil et Lune croissante/décroissante).

Pour un scan général des doigts, nettoyez les doigts de la personne avec un chiffon doux avant d'effectuer la lecture, en prenant bien soin d'enlever tout reste de lotion des mains. Utilisez un chiffon doux pour nettoyer le verre optique après chaque personne. C'est le bout des doigts qu'il faut placer dans l'appareil. Si la lumière empêche de prendre des scans clairs, repositionnez les doigts plus bas dans l' appareil Bio-Well, particulièrement le petit doigt (quelquefois la lumière s'infiltre sous celui-ci). Il faut nettoyer l'image avant de l'enregistrer. Pour les personnes qui ont des ongles longs, vous pouvez effacer l'ombre de l'ongle avant de sauvegarder.

Avant toute mesure, il est nécessaire d'essuyer l'électrode optique du Bio-Well avec un chiffon doux. N'utilisez pas d'alcool.

- Si vous détectez des Bio-grammes inhabituels, veuillez reprendre la mesure pour vous assurer du résultat.
- Si vous utilisez des filtres, vous devez utiliser un filtre nouveau à chaque patient. Assurez-vous que le filtre ait été placé correctement.
- Des lectures successives peuvent apporter des résultats variables. La diminution des paramètres indique une

"faiblesse " de l'énergie . Des Bio-grammes de type en pointillés correspondent à une dysrégulationdes niveaux d'adaptation.

Conditions d'utilisation de Bio-Well pour obtenir des données correctes

- Calibrez Bio-Well au moins 4 fois par an et chaque fois que les conditions changent, comme lors du déplacement de l'appareil, lorsque vous allumez/éteignez un ordinateur ou lors d'un changement important des conditions climatiques.
- Effectuez l'analyse du patient au moins deux heures après l'absorption de nourriture, il ne doit pas être sous l'influence d'alcool ou de médicaments forts. Avant la session, il est préférable de soulager les besoins naturels de l'organisme.
- Avant l'analyse, le patient doit boire de l'eau, et se relaxer 15 minutes dans une ambiance calme et agréable.
- Les mains ne doivent pas être lavées juste avant l'analyse- attendez 15 minutes.
- Si les doigts sont moites, essuyez le pouce droit avec un chiffon et faites un scan ; répétez l'opération avec l'index droit etc...

Les scans de BIO-grammes pris de manière incorrecte devront être répétés : BIO-grammes avec mauvaises positions des doigts, BIO-grammes avec mains moites, BIO -grammes obtenus avec une mauvaise position du filtre, les images devraient être corrigées avant l'analyse, BIO-grammes avec trop de lumière.

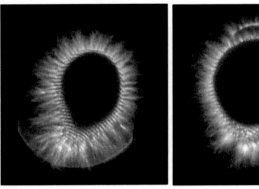
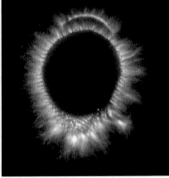

Trop de lumière   Bio-grammes avec ongles

Paramètres des BIO-Grammes
Utilisés pour l'Analyse

Le pack comprenant les applications habituelles de traitement d'image ne peut pas être utilisé pour traiter les BIO-grammes parce que les taches sont trop spécifiques. C'est pourquoi nous avons développé un logiciel permettant de traiter et d'analyser les BIO-grammes qui est orienté vers l'étude dans les différents domaines qui posent problème. L'adaptation à un traitement spécifique est faite par une combinaison d'opérations optimales prise de la librairie pour le domaine à traiter, une sélection des procédures correspondantes, et/ou le choix du seuil des valeurs optimales.

Les algorithmes principaux suivants sont inclus dans la librairie: (1.) Traitement initial d'image, (2.) Calcul des paramètres principaux de l'image, (3.) Calcul des paramètres de la calibration d'images (4.) Calcul des paramètres dérivés.

L'image originale obtenue de la caméra Bio-Well a une forme rectangulaire et un format 8-bit où chaque pixel est représenté par un octet, contenant la valeur de l'intensité de 0 à 255. Le premier traitement de l'image est un filtrage à bruit, le calcul de la surface et de l'intensité et la détermination de la position de l'ellipse inscrite.

Etapes du filtrage d'image :

Calcul du spectre d'image.

Le spectre représente la distribution du nombre des pixels par unité d'intensité. Le spectre détermine le niveau seuil de l'écrêtement.

En enlevant les bruits des pixels, nous effaçons tous les points pour lesquels l'intensité est moindre que le niveau de bruit. L'image est alors divisée en fragments. Un fragment lié, pixels adjacents les uns aux autres verticalement ou horizontalement, est considéré comme une portion de l'image. L'image suivante montre plusieurs zones associées de l'image signalées par différentes couleurs.

L'image est divisée en fragments joints. Un fragment lié, des pixels limitrophes adjacents les uns aux autres verticalement ou horizontalement, est considéré comme une portion de l'image. L'image ci-dessous montre différentes zones de l'image marquées par différentes couleurs.

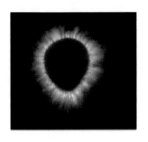 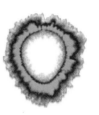

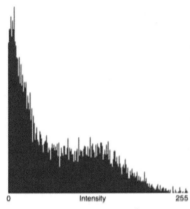

Ensuite , les portions de l'image sur lesquelles la zone est inférieure à 30 pixels sont éliminées. En conséquence, nous obtenons une image filtrée.

Simultanément, quand les paramètres de base du filtrage sont calculés, à savoir : Superficie de l'image (S) – nombre de pixels avec intensité supérieure à 0. Intensité totale de l'image (I) – la somme des intensités de tous les pixels dans l'image. L'intensité moyenne de l'image ICP = I / S la position approximative de l'ellipse inscrite. 'Ses coordonnées sont calculées comme le centre de la masse :

$$CX = (\Sigma Xi)/S, \ CY = (\Sigma Yi)/S,$$

Où X et Y – coordonnées des points, et S –surface de l'image.

Calcul des contours de l'image

Du centre principal de l'ellipse, des rayons sont émis sur toute la circonférence avec despalliers de 1°. La première intersection avec le point dont l'intensité est plus forte que la moyenne (Icp) est considérée comme le premier point du contour interne et le point du contour externe est considéré comme le dernier point avec une intensité supérieure à 0. (Le rayon peut ne pas avoir d'intersections). Les coordonnées du rayon sont calculées avec l'algorithme de Brezenham.

Puis, si les rayons n'ont pas de points d'intersection, les points manquants du contour interne sont calculés avec la moyenne de deux points adjacents. Cela est nécessaire de manière à obtenir un contour interne qui consiste en 360 points. Après cela, le lissage du contour interne avec 15 points se fait par la moyenne arithmétique de la somme.

Calcul des paramètres et de l'orientation de l'ellipse inscrite.

Pour calculer les paramètres et l'orientation de l'ellipse inscrite, on utilise le contour interne.

Une description détaillée de l'algorithme de calculs peut être trouvée sur le lien suivant:

http://research.microsoft.com/pubs/67845/ellipse-pami.pdf

Les résultats de l'algorithme sont les coordonnées du centre de l'ellipse CX, CY ; axe de l'ellipse Axe A, Axe B et l'angle de rotation de l'ellipse Theta.

Le résultat de l'opération algorithmique est illustré ci-dessous.

Séparation en secteurs

Chaque image est une photographie du rayonnement d'un doigt. Pour chaque doigt il y a un secteur séparé. Chaque secteur est donné par ses coordonnées angulaires avec l'origine sur l'axe vertical de l'ellipse inscrite. La numération des secteurs se fait à l'inverse du sens des aiguilles d'une montre.

Pour chaque secteur, ainsi que pour la surface et l'intensité, les paramètres suivants sont calculés :

- La variation standard de la surface,

- La variation standard de l'intensité,

- La variation standard du rayon du contour interne, l'exemple est pour le pouce de la main droite :

Pseudo-coloration Pour une estimation visuelle de l'image, il y a différents algorithmes de pseudo-couleurs permettant de mettre en relief les diverses particularités des BIO-grammes.

Les types suivants de pseudo-coloration sont fournis dans les logiciels :

Palette d'intensité Les points des images sont coloriés en une des huit couleurs. Les points les plus clairs sont coloriés dans les tons bleus, les points les plus sombres dans les tons rouges. Les points sont coloriés en jaune quand l'intensité est plus forte que le niveau de bruit, mais inférieur à la moyenne de niveau de bruit associé à cette zone. Tous les points d'images qui ont été éliminés par le filtrage de bruit sont montrés en blanc.

Les logiciels calculent les paramètres BIO-gramme suivants.

Surface Quantité de photons de lumière émise par le sujet en unités numériques– pixels (le nombre de pixels dans l'image a une luminosité au-dessus du seuil).

- Niveau d'adaptation de l'organisme aux influences internes (psycho-physiologiques) et externes (stress, nourriture, écologie)

- Caractère du métabolisme

- Quantité suffisante des réserves fonctionnelles

- Ressources vitales

- Dépend de la quantité d'électrons dans l'effet d'avalanche, air gap ionisant

- Plus il y a d'électrons, plus le métabolisme de base est important

- Aire de rayonnement en proportion à la quantité d'électrons.

Surface normalisée Le rapport de la superficie du BIO-gramme à la superficie de l'ovale interne. Ce paramètre permet de comparer les BIO-grammes de personnes ayant des tailles de doigt différentes.

Intensité

- Evaluation de l'intensité du spectre pour un BIO-gram en particulier.

- Niveau d'activité quantique d'un sujet.

Coefficient de forme Calculé selon la formule:

$$FC = aL^2/S,$$

où L est la longueur du contour externe du BIO-gramme et S est la superficie du BIO-gramme, il caractérise la complexité du contour de l'image.

- Multi-circuit de contrôle de la régulation physiologique;

- Plus FC est haut, plus les systèmes de régulation sont impliqués dans le processus.

Bruit interne Quantité de lumière sur le contour interne du Bio-gramme – elle caractérise l'activité de l'organisme.

L'Energie de la lumière est évaluée selon les principes suivants. La Sensibilité d'un élément CCD était calculée dans [http://ellphi.lebedev.ru/20/pdf18.pdf] comme suit:

$$\frac{1}{S} = \frac{W}{I} = \frac{E}{s \times I} = \frac{4P \times t \times T}{\pi \times d^2 \times I},$$

où W – l'énergie relative d'une source de lumière [J/cm 2], I – amplitude du signal, E –énergie d'une source de lumière [J], s – superficie illuminée d'un élément CCD [cm2], P – puissance de la source de lumière [Wt], t – temps d'exposition [sec], T – coefficient filtre, d – diamètrede la superficie illuminé d'un élément CCD [cm], s = πd; W = E / s = P × t ×T /s.

Pour λ = 424 nm la sensibilité d'un élément CCD était évaluée expérimentalement avec 4×10^{-10}J/cm^2 et elle augmentait avec la diminution des longueurs d'onde. Il est clair que ces paramètres dépendent du type de CCD et du système optique utilisé. Nous avons donc procédé à une évaluation expérimentale de l'appareil EPI en utilisant une lampe standard avec filaments tungstènes de puissance P = 10 W avec un champ d'illumination relativement uniforme. Pour cette lampe, la surface d'illumination dans les programmes GDV était de S = 61000 pxl avec un spectre d'intensité (J) de 55 à 255 avec un maximum à 160 et une moyenne de 220. De là, la puissance équivalente de la source de lumière peut être évaluée comme suit :

$$P (W) = S*I*10/61000*200 = S*I*8*10^{-7}$$

L'image GDV d'une personne saine peut avoir des paramètres $S = 10000$ pxl, $I^{aver} = 80 => P = 640$ mW. Le BIO-gramme d'une personne en mauvaise santé peut avoir les paramètres $S = 4000$ pxl, $I^{aver} = 60 => P=19$ mW. Énergie $E (J) = P (W)*t (s)$ GDV impulsions avec $t = 10^{-4}$s suivi de la fréquence 1000 Hz for 0.5 s. Donc le temps de l'accumulation du signal à l'élément CCD est égal à $5*10^{-2}$ s, de cela $E = 5*10^{-2} P$. Dans les cas mentionnés ci-dessus, ce serait $3.2*10^{-4}$ J et $9.5*10^{-5}$ J respectivement. L'équation pour l'énergie de l'illumination dans le cas Bio-Well peut être présentée comme suit:

$$E (J) = S*I*4*10^{-8}$$

Si nous utilisons cette équation, nous devrons présenter les résultats du traitement des BIO -grammes ainsi que ceux des données dynamiques dans l'unité de l'énergie de l'illumination.

Surface intégrale Coefficient JS dans le Diagramme Santé est calculé selon la formule :

$$JS = \ln \frac{S}{S_1} / \ln \frac{S'}{S_1'}$$

où S – arrière-plan du BIO-gramme, S1 – zone du contour interne, S' – zone de l'image idéale, S1' – zone du contour interne d'une image idéale.

Réserve d"énergie : Le Paramètre de la réserve d'énergie est calculé en utilisant les données du Diagramme Santé et du Diagramme Réserve d"énergie comme suit:

$$ER (\%\%) = \Sigma(JSk/JSkn + Ek/Ekn)$$

où JSk – surfaceintégrale d'un secteur particulier ; JSkn – surface intégrale de ce secteur pour un niveau de santé optimal ; En – énergie du secteur en particulier ; Ekn – énergie de ce secteur pour un niveau de santé optimal. Nous additionnons tous ces secteurs.

Dans le Diagramme Santé le niveau optimal correspond à zéro paramètre JS, il peut donc prendre une valeur positive ou négative, alors que énergie est toujours positif.

Tension Emotionnelle Evaluation du niveau de Stress physiologique. Nous calculons ce paramètre comme suit :

$$\text{Stress} = \text{sommeR} + \text{sommeL} + |\ \text{sommeR} - \text{sommeL}\ | ;$$

où sommeR–est le montant de variabilité de toutes les zones des doigts de la main droite, somme L – est le montant de la variabilité de toutes les zones des doigts de la main gauche.

Ces montants peuvent changer de 0 à 1. 1 représentant 100%. Et en cas de stress > 10 alors égal à 10.

Bases Scientifiques

L'appareil Bio-Well est basé sur les réussites de la technique GVD d'imagerie quantique électro-photonique (EPI), une technologie innovatrice russe développée en 1995 par l'équipe du professeur Korotkov. La caméra électro-photonique (EPI), basée sur l'analyse de Visualisation de la Décharge Gazeuse, est un système informatique de pointe qui permet d'étudier les champs énergétiques humains. Cette technique utilise l'effet Kirlian, mais elle va bien plus loin que la simple photographie Kirlian par bien des aspects. Le système EPI permet l'observation et l'analyse directe, des changements dans le champ énergétiques des humains ou autres organismes. L'information recueillie est quantifiée et analysée par un logiciel sophistiqué. Cette technologie a des implications extraordinaires dans les domaines de la santé, aussi bien en médecine conventionnelle qu 'en médecine complémentaire. Des recherches avec l'appareil EPI sont actuellement en cours dans des universités et des centres de recherche du monde entier dans des domaines tels que la "médecine énergétique", l' entraînement des athlètes, les biophysiques, la parapsychologie, et bien d'autres domaines. Une nouvelle application pour EPI a été développée, elle permet la Détection à Distance des Emotions Humaines appelée EPI Spoutnik. L'EPI a été l'objet de recher - ches significatives et à chaque fois, la valeur et la fiabilité du système entier ont été confirmées.

- Le système EPI a été présenté à l'Institut Nationale Américain de la Santé à une audience de 27 chercheurs- scientifiques de renommé emondial par les Dr Wisneski et Dr Korotkov. Ce groupe d'experts représentait aussi bien le gouvernement américain que les universités.

- Une étude en Pennsylvanie dirigée par des scientifiques de l'Institut National du Vieillissement, a confirmé que l'EPI pouvait être utilisée lorsque les patients sont nombreux et qu'elle offrait une évaluation de l'état de santé fiable et facile à utiliser.

- L'EPI a aussi été l'objet de thèses doctorales dans de nombreux pays, y compris des recherches dans le domaine médical mais aussi technique.

- Pendant les 15 dernières années, le Dr Korotkov a organisé une série de congrès annuels scientifiques en Russie auxquels ont participé des scientifiques de 46 pays, ils y ont présenté les résultats de leurs recherches utilisant les protocoles EPI, incluant des études significatives sur le diagnostic précoce du cancer.

- La méta-analyse des articles publiés en anglais ou en russe de 2003 à 2015 est présentée dans le livre de E. Jakovleva et K. Korotkov "Electrophotonic Analysis in Medicine" disponible sur www.Amazon.com.

Des études de contrôle aléatoire et des rapports de recherches systématiques ont été évalués selon l'Ensemble des Directives Interuniversitaires Ecossaises et les check-lists Jadad. La recherche se composa de 136 articles étudiant différents domaines médicaux et psycho-physiologiques d'application de EPI (GDV). 78 d'entre eux, ont été qualifiés de "performants" sur les deux check-lists conventionnelles. 5303 patients ayant des problèmes de santé différents ont été comparés avec plus de 1000 personnes en bonne santé. Conclusions : (1) Le logiciel ainsi que l'ensemble d'appareil EPI/GDV est un dispositif pratique et facile à utiliser, qui permet un examen simple de patients avec des pathologies diverses et qui offre donc une grande variété d'applications possibles. (2) La méthode EPI/GDV est très rapide, c'est une "méthode express" d'étude de l'état du corps humain. (3) Notre analyse a révélé que la méthode EPI/GDV peut être utilisée comme méthode express d'évaluation de l'efficacité du traitement suivi, en évaluant les conditions physiques et émotionnelles des patients. Elle peut être utilisée aussi dans de nombreux autres domaines.

Fiabilité et validité de l'EPI

Russo et al in (2001) ont travaillé sur la reproductibilité des données EPI. Ils ont pu démontrer que la plupart des personnes ont présenté une reproductibilité de 90%. La reproductibilité des paramètres EPI a été étudiée sur des patients en bonne santé et des patients avec de l'asthme bronchique. Cette étude a démontré que les paramètres EPI des individus en bonne santé ont une variation moyenne de 4.1% quand mesurés sur la même journée et de 6.6% quand mesurés avec un intervalle de 10 jours. Cette variabilité chez les patients asthmatiques était respectivement de 8.6% et 7.7%. Cela démontre un haut niveau de fiabilité de la technique. (Korotkov, 2011).

Que Mesure Bio-Well en Termes Physiques ?

L'appareil Bio-Well est basé sur la stimulation de l'émission des photons et électrons de la surface d'un objet. La stimulation est fournie par la transmission d'impulsions électriques courtes 10 mcs de hautes fréquences 4000V, mais avec un courant très faible (plusieurs microampères). Le port USB de l'ordinateur, qui possède un courant faible de 5V, fournit le courant de Bio-Well.

En d'autres termes, quand l'objet est placé dans un champ électromagnétique, ce sont principalement des électrons et jusqu'à un certain point des photons qui sont extraits de la surface de l'objet. Cela s'appelle 'des émissions stimulées de photons et d'électrons' et cela a été étudié de manière rigoureuse par des méthodes physiques. Ces particules émises s'accélèrent dans le champ électromagnétique, générant un effet d'avalanche sur la surface du verre diélectrique. Ce processus est appelé 'glissement de la décharge gazeuse. C'est un type de plasma froid. Le plasma produit un rayonnement résultant des stimulations des molécules dans l'environnement gazeux, et c'est ce rayonnement que l'appareil Bio-Well mesure. Les impulsions de tension stimulent l'émission optoélectronique, tout en intensifiant cette émission dans la décharge gazeuse (plasma), générée par le champ électrique ainsi créé.

L'émission peut-elle avoir lieu en l'Absence d'un Champ Electrique ?

Oui, l'émission peut avoir lieu en l'absence d'un champ électrique, et une telle émission est appelée 'spontanée'. Une émission spontanée de photons peut être mesurée à l'aide de photomultiplicateurs hyper sensibles. Une émission de photons Ultra-faible est un phénomène de bioluminescence endogène présent dans tout échantillon biologique à métabolisme oxydatif actif. Cette faible lumière émise dans les UV et dans les champs visibles et qui peut atteindre le spectre proche infrarouge (350 –

1300 nm), serait le résultat de la transition radiative des états des électrons excités formés en conséquence de la réaction entre les biomolécules et les dérivés de l'oxygène[1]. Cette émission a été mesurée pour la première fois par le Professeur Alexander Gurvich dans les années 1930. Il a prouvé que l'échange de photons ultraviolets est la méthode utilisée par les systèmes biologiques pour réguler l'environnement. Actuellement, le domaine appelé ' bio-photonique' étudie les émissions extrêmement faibles de photons émises par les objets biologiques. La plupart des recherches jusqu'à aujourd'hui ont montré que les photons peuvent être émis par tout objet biologique : plantes, sang, eau, et peau humaine. En conséquence, il a été catégoriquement prouvé que tous les objets biologiques émettent des photons, et ces photons participent aux processus de régulation physiologiques et surtout aux réactions de la chaîne régénérative oxydative. En d'autres termes, même les humains rayonnent, le jour comme la nuit !

La vie biologique dépend de l'utilisation qu'elle fait de l'énergie des photons du soleil. Cette énergie est convertie en énergie de l'électron par la photosynthèse des plantes. Au travers d'une série de transformation dans les chaînes complexes de molécules albuminoïdes, cette énergie lumineuse est transformée en énergie corporelle. Par conséquent, la vie biologique dépend de l'énergie de la lumière, et les composants organiques servent de substances à la transformation de cette énergie.

Les ingrédients de base à toute transformation sont l'eau et l'air. [Korotkov et al., 2004].

En conséquence, nous sommes tous enfants du soleil, vivant de la lumière du monde, et nous émettons nous-mêmes de la lumière.

Pourtant l'enregistrement des 'biophotons", photo émissions spontanées, est un processus complexe qui requiert des conditions spéciales, la plus importante étant l'obscurité. Jusqu'à l'heure du

---

[1]Burgos R.C.R. et.al. "Tracking biochemical changes correlated with ultra-weak photon emission using metabolomics." J of *Photochemistry and Photobiology,* B: Biology 163, 2016, 237-245

test, les patients restent dans une pièce illuminée par une seule lumière rouge puis ils sont placés dans une chambre noire, où ils resteront pendant 10 minutes dans le noir complet jusqu'au début de la prise de mesure. Ce procédé élaboré devrait éliminer toute 'luminescence secondaire' de la peau après exposition aux radiations du soleil ou à la lumière artificielle. La prise de mesure en elle-même prend jusqu'à 45 minutes. Donc mesurer des photo émissions spontanées est un processus long et complexe.

Les données obtenues lors de la mesure de 'biophotons' extrêmement faibles sont des informations scientifiques de grande valeur, qui mettent en avant le rôle des processus électrons-photons dans le fonctionnement du corps. Ces résultats font partie de la base scientifique sur laquelle est fondée la justification des processus physiques de la Bio-électrographie EPI.

Dans la méthode EPI/GDV nous excitons ou stimulons les électrons et les émissions de photons, puis nous intensifions le rayonnement qui en résulte des milliers de fois. Cela permet de prendre des mesures dans des circonstances habituelles, avec une luminosité normale. Sans préparation particulière des objets.

Que Mesure la Méthode EPI en Termes Biophysiques ?

Le Bio-Well mesure l'émission optoélectronique stimulée d'un objet biologique. Pendant la prise de mesure, un courant d'électrons circule dans les systèmes de circuits de l'appareil. Le courant est un courant à impulsion très faible, microampère, et il est contrôlé par la programmation de l'appareil. C'est pourquoi le courant ne provoque aucun effet physiologique réel et est absolument sans danger pour le corps humain. Mais de quelle sorte de courant s'agit-il en termes biophysiques?

Un courant électrique peut être dépendant du transfert des électrons ou ions. Quand les impulsions électriques qui durent plus de quelques millisecondes sont transmises à la peau, la dépolarisation des tissus a lieu et les ions sont transférés. Pour de nombreuses méthodes de prises de mesures électro-physique, comme l'électroencéphalographie ou l'électro-acupuncture, la polarisation des tissus due au chevauchement des électrodes pose un problème majeur et est résolu par l'utilisation de crèmes ou gels spéciaux. La méthode EPI utilise des impulsions très courtes, donc la dépolarisation n'a pas lieu et les courants ioniques ne sont pas stimulés.

L'information EPI est prise de la peau. En conséquence, il semble évident que la valeur du signal dépendra de la résistance de la peau, qui varie d'une personne à l'autre, de centaines de kilo Ohms à des centaines de méga Ohms. Dans le cas des objets modèles, la dépendance des paramètres du rayonnement de la conductivité d'un sujet est bien documentée. La figure démontre un exemple de la dépendance du paramètre EPI sur la conductivité de la solution NaNO3.

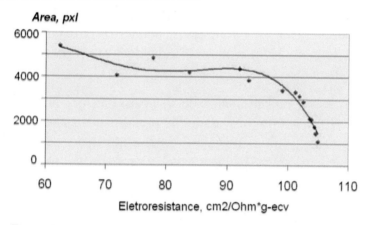

Fig. Dépendance de la zone de paramètre EPI sur l'électro-résistance pour une solution NaNO$_3$

Cependant, cela n'est pas vrai pour les humains. Une étude sur plus de 50 personnes utilisant la méthode EPI avec une prise de mesure de la résistance de la peau a montré qu'il n'y a pas de corrélation entre ces paramètres. La force du signal est essentiellement déterminée par les processus internes du corps. En même temps, la force du signal pour un individu dépend de la microcirculation de la peau, ce qui a été confirmé par des expériences simples. C'est une des raisons pour lesquelles le signal EPI est dépendant de l'équilibre entre les systèmes sympathique et parasympathique. Un autre facteur important est la transpiration de la peau. La peau est entourée d'un nuage de molécules organiques, qui détermine l'odeur particulière de chaque personne, facilement reconnu par les chiens. Comme il a été démontré par de nombreux études, les complexes organiques affectent profondément le développent du plasma de la décharge gazeuse ce qui conduit à une variation dans les paramètres de la luminescence . La transpiration est aussi déterminée par l'équilibre du système nerveux autonome (SNA). Les premiers signes d'un déséquilibre du SNA sont les mains moites en permanence.

Comme nous l'avons vu plus haut, dans ce cas, il est nécessaire d'essuyer chaque doigt et de faire un scan immédiatement, puis d'essuyer le doigt suivant et de répéter l'opération. Quand nous testons des personnes en sueur nous suivons la même procédure. Un rôle important est aussi joué par les bactéries qui habitent à la surface de la peau. Des données recueillies récemment montrent la relation entre le microbiome individuel et le genre, l'âge et l'état de santé.

Bien sûr, toute contamination de la peau affectera la nature de l'émission , il est donc nécessaire de prendre la mesure « avec les mains propres". Après avoir lavé les mains, attendez 15 minutes pour que le microbiome des mains se régénère. Le caractère du rétablissement du signal EPI après le lavage des mains dépend de l'état de santé. Il y a même eu une tentative de recherche dans le domaine du diagnostic précoce de cancer sur la base de ce principe. A un niveau moléculaire, une chimi luminescence endogène stimulée par le métabolisme oxydatif et les réactions biochimiques des radicaux libres ou par le stress oxydant peut être importante. L'amplitude de ces longueurs d'ondes est d'au moins 300-700 nm et leur intensité atteint plusieurs milliers de photons*cm^{2}*c^{-1}.

Comme nous pouvons le voir, il y a différents facteurs qui influencent l'intensité du rayonnement EPI, et ils dépendent tous de l'activité du SNA et de l'état de santé général.

Où est située l'origine du courant électronique dans le corps ?

Observons la courbe temporelle du signal EPI de la peau. Une courbe typique commence par descendre puis tout de suite après le début de l'enregistrement , elle devient relativement stable avec quelques fluctuations occasionnelles.

Il y a deux phases dans ce processus. L'étape initiale est l'extraction des électrons situés dans les couches profondes de la peau et des tissus voisins. Le nombre de ces électrons est limité, c'est pourquoi le courant diminue constamment. Lors de la deuxième étape, les électrons des tissus les plus profonds du corps sont inclus dans la circulation du courant. Ces électrons ont différentes sources.

Certains appartiennent à des systèmes moléculaires albuminoïdes . Selon les lois de la mécanique quantique , ces électrons sont répartis entre toutes les molécules . C'est comme s'ils étaient 'collectivisés ' entre des groupes de molécules. Donc, en principe, il est impossible de déterminer où se trouve un électron à un moment donné . Ils forment ce que l'on appelle un 'nuage d'électrons' qui occupe une surface spécifique de l'espace . Nous voyons souvent des nuages semblables dans le ciel bleu du mois de juillet, et quand une goutte d' eau tombe , vous ne savez pas de quelle partie du nuage elle est tombée . Le courant d'électrons dans les tissus biologiques est un transfert d'état d'électrons excités le long d'une chaîne de molécules albuminoïdes.

D'autres sources d'électrons dans les processus EPI sont les radicaux libres qui se forment dans le sang et les tissus . Il y a une opinion très répandue qui considère les radicaux libres comme les pires ennemis de la santé et qu'il faut les combattre à tout prix. Cependant, le corps transforme 70% de l'oxygène inhalé en radicaux libres pour pouvoir les utiliser immédiatement. Pourquoi ce processus est-il nécessaire ? La nature n'a-t-elle pas pu changer un mécanisme dangereux pour la santé au cours des millions d'années d'évolution ? Si le processus de formation de radicaux libre a été maintenu c'est parce qu'il doit être nécessaire aux fonctionnement biologiques. En effet, comme il a été démontré récemment, les radicaux libres sont une des sources d'électrons car l'énergie est transférée et convertie pendant la réaction des radicaux libres [Voeikov et al., 2003]. En conséquence, le sang est un des principaux substrats du courant d'électrons. Les mécanismes de transfert d'électrons sont démarrés le long des molécules albuminoïdes, principalement dans les tissus conjon - ctifs et le long du système circulatoire. En d'autres termes, la réserve d'électrons du corps est impliquée.

Quand le corps fonctionne normalement, les nuages d'électrons sont répartis entre tous les systèmes et organes. Un transfert actif d'oxygène a lieu dans le sang et tous les tissus consomment de l'oxygène, l'utilisant lors des conversions biochimiques en cascade. Parmi les plus grands consommateurs de ces processus, on trouve la mitochondrie, qui utilise des électrons pour transformer les molécules d'énergie ATP. Dans ce cas, le transfert actif d'électrons aux tissus est assuré, de même que le mécanisme de transfert d'électrons vers le sang ce qui est évident dans le courant presque stable observé pendant la stimulation EPI.

Le transfert d'électrons vers les tissus est gêné en cas de déséquilibres ou de mauvais fonctionnement, d'immunodéficience, ou d'anomalie des micros capillaires de la circulation sanguine. Il y a une diminution des réactions des radicaux libres, la réserve d'électrons n'est pas pleine et le courant stimulé est alors très faible ou très irrégulier.

Donc, le manque de rayonnement sur les EPI-grammes est un indicateur du transfert entravé de la densité d'électrons dans les tissus du corps et d'une anomalie dans le processus de réactions des radicaux libres. Ceci indique une anomalie dans le mécanisme d'approvisionnement en énergie des organes et systèmes.   Il est maintenant nécessaire de bien comprendre le concept d'énergie lui-même, et comment ce concept est lié à l'état de santé.

Avertissement *Les analyses EPI et Bio-Well ne sont à l'heure actuelle pas reconnues comme des méthodes de diagnostic médical pour aucune maladie. Nous souhaitons fournir des lignes directrices aux professionnels de la santé qualifiés ayant une connaissance approfondie de l'état de leurs patients, pour les aider à élaborer un programme de soin approprié. L'EPI permet d'analyser l'état énergétique d'une personne et l'état de son système nerveux autonome, c.-à-d. d'évaluer l'état du corps du point de vue du fonctionnement du système nerveux autonome. En cas de troubles de la santé, il est essentiel de consulter un médecin.*

Mode Un doigt

Ce mode vous permet de prendre des Bio-grammes d'un doigt en particulier plusieurs fois.

En cliquant sur le bouton Analyse vous verrez toutes les images avec leurs paramètres et les statistiques calculées de toute l'image ou des secteurs spécifiques pour les différents paramètres. Sur les images suivantes, l'analyse des 10 Biogrammes de l'annulaire de la main droite est présentée. Ce mode permet de contrôler l'aspect des défauts spécifiques ou d'observer les effets des tests dynamiques sur l'image entière ou sur un secteur particulier.

Comme nous l'avons vu à la page 51, ce mode est important lorsque l'on veut comprendre l'état d'un patient.

Quand une personne a des réserves d'énergie importantes, les paramètres augmentent à chaque capture suivante ; si les réserves ne sont pas importantes, les paramètres diminuent. Vous pouvez observer la variation des paramètres aussi bien pour l'image entière que pour les secteurs particuliers associés à différents systèmes. Nous vous invitons à utiliser ce mode avec chaque client.

Bio-grammes avec et sans filtre

Le filtre EPI est un film polyéthylène spécialement élaboré qui est placé sur l'électrode en verre de la caméra EPI lors de la prise de Bio-grammes. Le filtre EPI élimine l'influence direct de l'épiderme sur les Bio-grammes. Lorsque le filtre polyéthylène est en place, les électrons pénètrent dans le film et se multiplient donnant l'impression d'une image plus lisse et plus uniforme.

De cette manière, seules les zones où les défauts sont importants seront représentées sur l'image.

Donc, nous pouvons dire que le film permet de filtrer les détails qui sont associés à une activité psychosomatique. De manière générale, les Bio-grammes avec filtre (F)
sont plus clairs que les Bio-grammes sans filtre (sF).

Les Bio-grammes sans filtre montrent l'information sur les conditions actuelles de l'énergie des organes et des systèmes à un moment donné. Ils reflètent les particularités du système autonome, résultats des processus physiologique et psychologique.

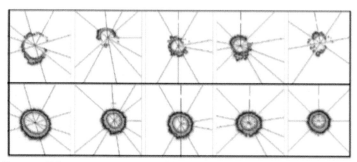

Image Bio-grammes sans filtre et avec filtre.

La répétabilité ou réitération des Bio-grammes sans filtre est sujette à la stabilité des processus nerveux et psychiques, selon le type de constitution de la personne. Nous pouvons dire que les Bio-grammes sans filtre reflètent la condition psychologique et physiologique actuelle d'une personne, son état nerveux et psychique et les Bio-grammes avec filtre reflètent le niveau d'énergie basale somatique du corps.

Les Bio-grammes avec filtre portent l'information sur le control autonome au niveau des processus physiologiques stables.

En d'autres termes, les Bio-grammes avec filtre reflètent le niveau d'énergie physiologique qui assure le fonctionnement du corps à un niveau énergétique organique basale.

Ce niveau est très stable, il permet un fonctionnement du corps sur le long-terme et reste présent lors de variations Psycho-physiologiques. Cette réserve d'énergie est constamment réapprovisionnée par le métabolisme énergétique basal, avec la participation des processus électroniques dans les tissus et l'oxygène du sang.

Quand le fonctionnement de l'organe est normal, les Bio-grammes avec filtre sont très stables et reproductibles, et leurs variations sont le signe de processus pathologiques à un profond niveau énergétique, généralement associés à des processus organiques.

Les Bio-grammes avec filtres reflètent la condition physique des organes et des systèmes. Plus il y a un dérèglement ou un déséquilibre du système autonome, plus l'écart entre les images avec et sans filtre sera grand.

Les filtres sont disponibles sur www.bio-well.com .

Appendice

Consentement éclairé du patient pour analyse Bio-Well

Nom

_____

Sexe M F

Date de naissance: "___""___""____" e-mail _____

Je, soussigné(e)_____ ai bien été informé(e) du fait que Bio-Well n'est pas un appareil médical, qu'il n'est pas fait pour établir un diagnostic médical, qu'il permet une analyse de l'énergie . J'ai pu poser toutes les questions que je jugeais utiles avant de signer et on m'a informé du fait que je pouvais encore en poser à n'importe quel moment de l'analyse . J'accepte volontairement de faire une analyse Bio-Well . Je suis d'accord pour coopérer avec l'équipe Bio-Well et leur signaler immédiatement tout symptôme inhabituel ou indésirable. J'accepte de recevoir le Bilan de l'analyse par e-mail dans un délai de deux semaines.

Signature du participant :

Date_____

Toute information est strictement confidentielle

Questionnaire de Santé

Nom:_____

Email:_____

Sexe   M   F   Date de naissance: ___/___/____

Souffrez-vous : de :

Déficit de l'attention/Hyperactivité Dépression   Migraines
Anxiété   Fibromyalgie Sautes d'humeur   Autisme/ Syndrome
d'Asperger Blessure à la tête Attaques de panique   Compulsions
/ Addictions   Intestin irritable Prise de poids
Cernes   noirs   autour   des   yeux Ongles   cassants   Acné/
Démangeaisons cutanées / Marques sur la peau

Pertes de mémoire : à Court terme   à Long terme

Ressentez-vous   fréquemment ? Chaud   /   Froid   /   Fatigue
/ Transpiration la nuit

Antécédents médicaux

Cancer   Hypertension Vessie hyperactive
Compulsions/ Addictions   Cholestérol   Surpoids
Diabètes/ Résistance à l'insuline Intestin irritable
Maladie de Parkinson

Mictions fréquentes Ostéoporose Troubles Thyroïdiens

Merci d'indiquer toute autre maladie ou problème qui vous aurait
été diagnostiqué : _____

Merci d'indiquer toute opération chirurgicale passée ou à venir :

Allergie(s) : _____

Traitement en cours_____

Exercice

Faites-vous de l'exercice régulièrement :   Oui / Non
A quelle fréquence ?_____fois par jour / semaine / mois
Etes-vous un athlète professionnel _____ Quel sport ? _____

Sommeil

A quelle heure vous couchez-vous habituellement ? _____

Heure du lever : _____

Avez-vous des problèmes d'endormissement ? Oui / Non

Combien de fois vous réveillez-vous par nuit : _____ Comment

vous sentez-vous au lever le matin : Reposé / Fatigué

Faites-vous des rêves marquants ? Des cauchemars ?

Symptômes

Entourez tout problème que vous avez déjà rencontré:
Maux d'estomac   Ballonnements   Nausées Brûlures
d'estomac   Vomissements   Flatulences
Sang dans les selles   Démangeaisons   ou   brûlures   anales
Incontinence   Diarrhée
Constipation (Moins d'1 selle par jour ou lenteur)
Inconfort ou Fatigue après avoir consommé :
Lait   Blé   Mais   Œufs   Produits   au   soja
SucrePoivronsAutres : _____
Avez-vous des antécédents de déséquilibre du sucre dans le sang:
Oui   Non   Diabètes/ Hypoglycémie ?
Comment est votre niveau d'énergie Durantla journée ?_____

POUR LES FEMMES   Symptômes Hormonaux
Avez-vous: Bouffées de chaleur   Infections à levures
Saignements entre les règles   Lésions herpès ou verrues
Hémorragies   Infections urinaires
Douleurs pendant l'acte sexuel   Infections vaginales
Pertes vaginales   Variation de la libido
Maladie Sexuellement TransmissibleMaux de tête fréquents
CycleMenstruel
Avez-vous pratiqué une hystérectomie ? Oui/Non Date_____
Complète ou partielle ? Ablation du col ? Ablation ovaires/
trompes ? Date de début des dernières règles : _____
Votre cycle est-il régulier ? Oui/Non
Etes-vous sous traitement contraceptif ?

POUR LES HOMMES
Avez-vous :
Infections urinaires Ecoulements péniens Problèmes d'érection
Impuissance   Baisse ou Augmentation de la Libido
Douleur lors de l'éjaculation   Hypertrophie de la Prostate
Prostatite   Cancer de la Prostate
Transpiration excessive Maladie Sexuellement Transmissible

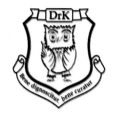

Dr. Konstantin Korotkov

PARTIE III.

INTERPRETATION

DES DONNÉES DE

L'ANALYSE

BIO-WELL

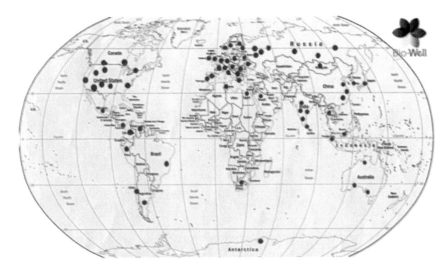

Bio-Well dans le Monde

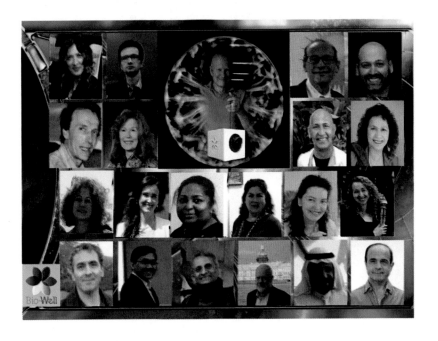

La communauté Bio-Well

PARTIE III

Interprétation des données de l'Analyse Bio-Well

Tout d'abord, laissez-nous introduire ici les concepts de base.

L'état de santé humaine : l'état fonctionnel (énergétique) général d'une personne et l'état fonctionnel de ses systèmes et organes ainsi que son équilibre psycho-émotionnel, toujours évalué à un moment donné spécifique.

Une évaluation de la santé et de l'état fonctionnel et psycho-émotionnel du patient est basée sur les conclusions d'un spécialiste en rapport avec l'analyse du Bio-gramme.

Le système Bio-Well est un outil qui ne fournit aucune conclusion et qui n'établit aucun diagnostic automatique. Il produit seulement uniquement des valeurs numériques et des images visuelles qui, elles, peuvent être interprétées par un expert formé.

Seul un expert autorisé peut établir des conclusions et un diagnostic.

Des conclusions et évaluations fiables peuvent être faites dans 75-80% des cas.

Le système n'est pas un instrument médical. Il n'est pas conçu pour diagnostiquer quelque maladie que ce soit.

Il est très efficace pour détecter les faiblesses fonctionnelles du corps qui doivent ensuite être analysées et examinées de façon plus poussée par des professionnels de la santé.

Avant de commencer

- Le jour de l'examen, effectuez la calibration sur le lieu où le test aura lieu. Nettoyez soigneusement la surface des électrodes et l'appareil de calibration.
- Il est hautement recommandé de recalibrer à chaque fois que le climat varie de plus de 20% d'humidité ou 5°C de température.
- Retirer toute bague des mains du sujet (exceptés celles que le patient ne retire pas la nuit), de même pour les bracelets , et autre objet métallique.
- Soyez attentif lors d'une analyse Bio-Well avec les personnes qui ont un pacemaker. (Des expériences ont été menées avec des personnes équipées de pacemaker mais ceci est un avertissement d'ordre général imposé par les autorités).
- L'analyse devrait être conduite plus d'1 heure et demie après un repas.
- Les données Bio-Well peuvent être grandement perturbées 2 jours avant, pendant, et 2 jours après les menstruations.
- Dans le cas d'ongles longs , utilisez le mode "nettoyage " des images pour éliminer les traces d'ongles après avoir scanné tous les doigts.
- Les gens ne devraient pas se laver les mains juste avant l'analyse. Attendre au moins 15 min après un lavage des mains.

Règles pour la capture des empreintes digitales

- Essayez le plus possible de positionner chaque doigt au centre de l'électrode (ceci est votre garantie d'une position correcte et par conséquent d'une analyse plus juste par la suite).
- Effectuez la capture immédiatement après le placement du doigt sur l'électrode. (Les doigts peuvent très vite transpirer, ce qui pourrait fausser les résultats).
- Si les doigts sont très chauds ou moites, essuyez chaque doigt avec un mouchoir sec juste avant la capture ainsi que l'électrode après chaque placement de doigt).

Positionnement Correct des Doigts sur l'Electrode

Afin d'obtenir des données fiables et de pouvoir avoir confiance dans les résultats obtenus, le spécialiste devra suivre l'image correcte des Bio -grammes. Veuillez considérez les options suivantes :

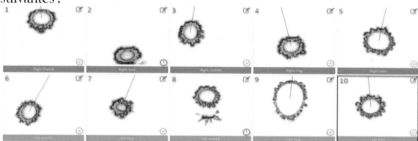

1. le doigt est trop haut (une partie de l'image est coupée)
2. le doigt est trop bas (il y a un reflet dû aux bords et à l'ombre de l'ongle)
3. le doigt est incliné sur le côté
4. l'ongle touche l'électrode
5. trop de pression sur le doigt (le cercle inscrit est trop grand)
6. le doigt est retourné (le programme ne parvient pas à identifier le haut du doigt)
7. pression insuffisante
8. lumière ambiante qui doit être retirée (pour modifier l'image, cliquez sur l'icône du crayon dans le coin en haut à droite de l'image)
9. la position du doigt est trop plate
10. Position idéale.

Essayez de conserver les 10 doigts comme dans la position n°10.

Correct : Le doigt est au centre de l'image ; l'ellipse est proche d'un cercle ; l'ongle n'apparaît pas ; il n'y a aucune trace de lumière ambiante ou de reflets des bords ; la ligne bleue ne dévie pas de plus de 30° du centre ; et le doigt est divisé en deux moitiés symétriques.

Analyse Bio-Well

Dans le but de se former un jugement fiable sur l'état du sujet, il est nécessaire d'utiliser la gamme complète des logiciels Bio-Well, car chacun d'entre eux présente des options différentes basées sur les secteurs des Bio-grammes.

Analyse

Tout d'abord, référez-vous à l'onglet Analyse qui vous permet de déterminer les niveaux de stress et d'énergie.

Important ! Rappelez-vous que le niveau d'énergie n'est pas un indicateur d'un bon état de santé ou d'un problème, c'est une indication pour le candidat qu'il doit augmenter son niveau de confiance en soi. N'accordez d'importance qu'aux valeurs qui diffèrent de l'état optimal.

Diagramme État de Santé

Ce logiciel apporte des informations dans les cas où vous avez trouvé des courbes dans la zone optimale ou un fort déséquilibre entre les diagrammes gauche et droit.

Important ! Trouver des courbes optimum dans la zone n'est pas un indicateur de santé ou d'absence de problème ; c'est une information qui permet au sujet d'augmenter sa confiance en soi.

La valeur de chaque organe ou système est basée sur la zone d'un secteur pertinent pour un endroit particulier du corps.

Il y a des zones de différentes couleurs dans les diagrammes :

- Rose - activité fonctionnelle très faible.
- Beige - activité fonctionnelle faible.
- Vert - activité fonctionnelle optimale.
- Jaune clair - activité fonctionnelle accrue.
- Jaune – activité fonctionnelle importante.

Le déséquilibre entre les diagrammes gauche et droit peut signifier

- Réponse temporaire au stress = processus d'adaptation ;
- Personne qui vient d'entrer ou de sortir d'un état pathologique ;

- Les problèmes sont au niveau conscient = la personne invente le problème (le nombre de secteurs déviés par rapport à la norme sur la figure de droite est beaucoup plus important que sur celle de gauche) ;
- Les problèmes sont au niveau de l'inconscient = ils sont arrivés une fois et la personne les a déjà oubliés (le nombre de secteurs qui dévient par rapport à la norme sur la main gauche est beaucoup plus important que sur la droite).

Diagramme de la Réserve d'Énergie

Ceci est une information très importante pour pouvoir déterminer quelles sont les chances de guérison ; des réserves d'énergie disponibles nécessaires pour surmonter les problèmes !

Important! Il n'est possible d'obtenir des paramètres corrects avec ce logiciel qu'avec une calibration correcte.

Les valeurs pour chaque organe ou système se basent sur l'énergie.

Cliquez sur le bouton 'Montrer l'état de santé' pour évaluer la différence entre les deux courbes. Cela indique les réserves d'énergie de la personne au moment donné.

Une différence de plus de 1.0 entre les courbes indique une réserve d'énergie optimale (la courbe de réserve doit être la plus haute).

Si les courbes sont les mêmes, la personne n'est pas encore rétablie et a besoin de repos.

Équilibre

Ceci est un logiciel important pour évaluer l'équilibre sympathique/parasympathique. S'il y a plus de sept colonnes sélectionnées, l'équilibre risque d'être rompu.

Barres teintées : indiquent un état d'équilibre normal/pas de déséquilibre.

Barres en sur lu"llance brillantes : indiquent un état de déséquilibre et une différence significative d'énergie entre les secteurs des mains gauche et droite.

Conseil : Trouvez un maximum de trois organes ou systèmes les plus déséquilibrés et concentrez-vous sur ceux-là.

Énergie des Organes et des Systèmes

Ce programme est très important pour évaluer l'état des systèmes endocriniens et digestifs (GI). Faites bien attention à la fois aux niveaux d'énergie faibles et trop forts. Cette information est des plus cruciales pour l'évaluation des quatre piliers de l'analyse Bio-Well.

Important ! En cas de scans répétés, des organes différents dans le système visé peuvent être surlignés. Cela est dû au fait que les changements d'activité des glandes endocrines et de l'appareil digestif dépendent de l'alimentation et de l'activité physique de la journée.

Doigts

Quelle est l'étape essentielle pour pouvoir évaluer l'état d'un sujet ? Nous portons votre attention sur l'aspect général des Bio-grammes, car cela peut être une indication de problèmes psychosomatiques. Une forme inhabituelle de Bio-gramme devra éveiller vos soupçons. Cela peut indiquer l'usage de drogues, en particulier chez les jeunes.

Des défauts sévères dans certains secteurs sont généralement associés à des processus chroniques ou aigus.

Important ! En cas de détection d'une grosse anomalie lorsque vous scannez les doigts individuellement, faites une capture des 10 doigts, puis scanner à nouveau certains des doigts. Toujours s'assurer de la position correcte des doigts.

Le programme vous permet de calculer un grand nombre de paramètres, décrits dans l'onglet Doigt. Les paramètres optimaux pour tout le doigt et les secteurs individuels sont également décrits. Cette information est surtout utilisée pour des calculs statistiques. Nous vous recommandons de ne l'utiliser que si vous avez l'expérience et la formation scientifique requise.

Le programme Yin/Yang peut être utilisé efficacement par ceux qui sont familiers avec les bases de la Médecine Traditionnelle Chinoise.

Évaluation de l'État Psychologique

Un indicateur important dans l'évaluation de l'état psychologique est le niveau de stress. Une valeur en excès plus élevée que trois indique un état d'anxiété accru.

Important ! L'appareil mesure le niveau de stress physiologique qui ne coïncide pas toujours avec la perception humaine, stress psychologique.

Des conclusions plus détaillées peuvent être faites dans l'analyse des Chakras.

Important ! En cas de scans répétés, les positions de chaque chakra peuvent varier – ceci dépend du déséquilibre émotionnel.

Chakras

L'approche psychosomatique établit un lien entre l'état fonctionnel des organes et des systèmes et l'état psychologique d'une personne.

La taille de chaque chakra correspond à l'énergie des organes et des systèmes associés à ce chakra.

L'équilibre par rapport au centre (Gauche/Droit) est la différence entre les énergies des secteurs d'émission pertinents des mains gauche et droite.

La ligne centrale sur le graphique représente la position optimale des Chakras.

Le couloir jaune représente une déviation par rapport à la norme. Afin de restaurer le sentiment de paix intérieure, la personne doit se reposer et se relaxer.

Le couloir rouge représente une déviation élevée par rapport à la norme. Dans ce cas, faites très attention.

La partie gauche de l'écran est relative à l'introversion, à la vie personnelle.

La partie droite de l'écran est relative à l'extraversion, aux sphères sociales.

Interprétation basique des déviations des Chakras.

Chakra 1 Muladhara : relatif à la confiance en soi et à l'activité sexuelle.

- Bord gauche : timidité, manque de confiance.
- Bord droit : arrogance, recherche constante de preuve de supériorité.

Chakra 2 Swadhisthana : relatif au Travail Matériel (à la maison ou en dehors).

- Bord gauche: réticence à quitter la maison, stratégies d' évitement des problèmes au travail.
- Bord droit : réticence à retourner à la maison après le travail, drogués du travail, stratégies d'évitement des problèmes domestiques.

Chakra 3 Manipura : relatif au désir de résoudre les problèmes (les vôtres ou ceux des autres).

- Bord gauche : concentration sur ses problèmes personnels ; réticence à aider les autres.
- Bord droit : volonté d'aider les autres mais stratégie d' évitement de ses problèmes personnels.

Chakra 4 Anahatta : relatif à l'amour, la sympathie, l'empathie, l'égoïsme.

- Bord gauche: égoïsme ; narcissisme.
- Bord droit: altruisme ; manque d'amour-propre.

Chakra 5 Viishuddha : relatif au Travail Immatériel (créativité) ; à la communication verbale.

- Bord gauche: réticence à communiquer ; réticence à partager ses réussites.
- Bord droit : bavardage constant; désir de se montrer, de se mettre en avant.

Chakra 6 Ajna : relatif à sa façon personnelle de résoudre les problèmes (en avançant ses idées propres ou celles des autres).

- Bord gauche : considère seulement ses opinions comme vraies.

  Bord droit : manque d'opinion personnelle ; besoin d' aide dans toutes les situations.

Chakra 7 Sahasrara : relatif à sa Relation avec Dieu (ou à un athéisme fanatique).

- Bord gauche: a la confiance de pouvoir faire tout ce qu'il ou elle veut en sachant que tout ira bien
- Bord droit : attente, c'est Dieu qui décide de tous les problèmes pour lui ou elle; fanatique.

Exemples

Ci-dessous, nous présentons et discutons plusieurs cas intéressants partagés par différents collègues sur le compte Medic/Medic. Avec cette étiquette, nous signalons les cas où les principe des Quatre Piliers est applicable. Pour une meilleure compréhension, il est nécessaire de lire toutes les discussions et recommandations faites dans les chapitres précédents.

Les Gens Apparemment en Bonne Santé

Dans cette catégorie nous mettons les gens qui ne sont pas malades actuellement, qui participent activement à la vie de tous les jours, mais qui peuvent aussi souffrir de problèmes psychologiques ou de troubles de la santé, ou encore de maladies chroniques en phase de répit. Le but de l'analyse Bio-Well est d'indiquer les zones auxquelles il faudra faire potentiellement attention et de donner des recommandations sur le régime, le mode de vie ou sur d'éventuelles analyses plus poussées à effectuer.

Well 01 PERSONNE EN BONNE SANTE

Sexe M, âge 63
Analyse Bio-Well
Stress - 2.22 normal
Énergie - 64.36 normale
Équilibre - 91.00 normal
État de santé - normal

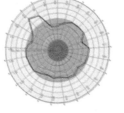
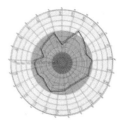

Réserve d'énergie   72% optimal, en excès au niveau de la gorge
et des dents

Déséquilibre de 7 organes

Yin-Yang
Yin des poumons : énergie élevée
Yang de l'estomac : énergie élevée

Energie des Organes Tête : énergie élevée
Dents : énergie élevée
Côlon : énergie élevée
Zone abdominale : énergie élevée

Doigts   Les Bio-grammes sont bons

Conclusions : Apparemment une personne ayant une bonne santé.
Attention à la gorge (problème à régler), aux dents - inflammation en
ce moment, au côlon (résoudre le problème avec une alimentation
et une eau appropriées qui ne créent pas de trouble).

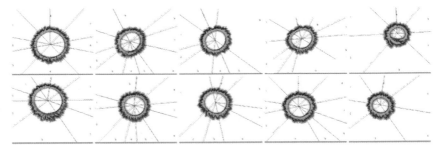

02 PERSONNE EN BONNE SANTE

Sexe M, âge 34
Analyse Bio-Well
Stress - 2.61 normal

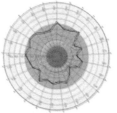 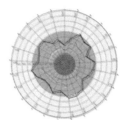

Énergie - 60.9 normale
Équilibre - 99 normal
État de santé - normal, un peu affaibli – indication de
fatigue Réserve d'énergie 46% optimale
Déséquilibre de 8 organes
Énergie des Organes
Énergie du pancréas faible
Énergie surrénale faible
Énergie uro-génitale faible
Doigt bon aspect des Bio-grammes

Conclusions : Cette personne apparemment en bonne santé est dans
un état de stress permanent, ce qui influence l'activité des surrénales et
du système endocrinien, son appareil digestif, son système nerveux et
cérébro -spinal. Ce jeune homme pourra peut-être supporter cette
situation pendant longtemps mais cela finira par compromettre l'état
fonctionnel des systèmes cibles. Notez l'influence de l'état de santé bas
et le déséquilibre induit dans 8 organes. Nécessité de correction et de
soutien sur les 4 piliers principaux.

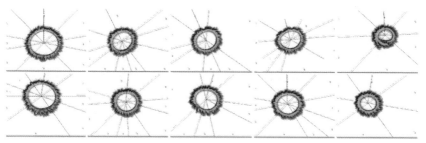

EXEMPLE 401

Sexe F, âge 47

Diagnostic : se plaint de beaucoup de problèmes de santé, diabète de type 2, hypertension, problèmes de foie et de thyroïde.

Analyse Bio-Well

Les données ont été prises 2 fois à 5 jours d'intervalle. Il y a des variations au niveau des Chakras et des niveaux de stress, mais les Diagrammes sont reproductibles. Cela confirme la conclusion d'un système nerveux instable et sa forte influence physiologique.

Stress   23.57 & 5.03 élevé

Énergie   52 & 54 normal

Équilibre   94.79 normal & 86.84 bas

État de santé   Bas

Réserve d'énergie 35% normale, mais en forme d'étoile, des excès sur la thyroïde, les systèmes respiratoire et urogénital, le foie

Equilibre   Déséquilibre de 17 organes

Yin-Yang   Yin du Péricarde : énergie basse

En première   Yang du gros intestin : énergie basse

lecture   Yang de la vésicule biliaire : énergie basse

L'Energie Yin-Yang en deuxième lecture est anormale sur la plupart des méridiens.

L'Énergie de nombreux organes et systèmes est basse – bien pire en deuxième lecture.

Doigts   Les Bio-grammes montrent de nombreux signes agressifs, similaires dans les deux lectures.

Conclusions : Forts effets de stress permanent sur les surrénales ; beaucoup de zones d'inflammation chronique, d'infection chronique, dérégulation du taux de sucre dans le sang, et déficiences en nutriments qui s'accroissent puis diminuent sans jamais se résoudre. Chacun des facteurs de stress contribue au stress primaire des glandes surrénales. En réponse, les surrénales accroissent leur production d'hormones du stress pour faire face à la demande accrue. Ceci fonctionne seulement pour une période d'environ 24-30 mois, après quoi la production des surrénales est graduellement réduite. Le stress est l'alimentation première de toutes les facteurs émotionnels et physiques. L'inflammation de l'appareil digestif, l'incapacité à désintoxiquer ou le fait d'entretenir un taux anormal de sucre – tout ceci réclame l'implication des surrénales . Le stress est cumulatif : ce qui importe n'est pas combien de temps vous serez sur la planète mais combien de bagages vous devez porter tant que vous y êtes. Quand il est en état d'épuisement surrénal , avec une production minimale des hormones du stress, le corps crée les hormones du stress dont il a besoin en convertissant les hormones sexuelles en hormones du stress. La progestérone est presque identique en structure au cortisol et peut facilement être convertie et utilisée à sa place. Les œstrogènes et la testostérone peuvent être convertis et utilisés comme la DHEA. Ce patient a besoin d'un soutien psychologique et d'un traitement complexe de longue durée.

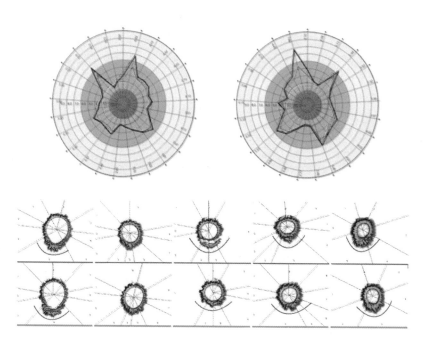

Well **EXEMPLE 404**

Sexe F, âge 50

Diagnostic : Personne qui se plaint de nombreux troubles : problèmes digestifs, constipation, douleurs lombaires, dérèglement de la thyroïde.

Analyse Bio-Well

Stress   3.63 anxiété
Énergie   49.84 normal
Équilibre   96.17 normal
État de Santé   basse
Réserve d'énergie 35% normal, excès sur la thyroïde et le sacrum
                  Déséquilibre sur 7 organes
Yin-Yang   Yin du cœur : l'énergie est basse
                  Yin de la rate : l'énergie est élevée
                  Yin du péricarde : l'énergie est basse
                  Yang de l'intestin grêle : l'énergie est basse
                  Yang du gros intestin : l'énergie est basse
                  Yang de l'estomac : l'énergie est basse
                  Yang du triple réchauffeur: l'énergie est basse

L'énergie de nombreux organes et systèmes est basse

Doigts   Bon aspect des Bio-grammes, mais de nombreux défauts sur les doigts.

Conclusions : Cet état est le résultat d'un stress de longue durée et d'un déséquilibre des systèmes endocrinien et digestif ainsi que d'un mauvais fonctionnement du côlon. Les toxines sont accumulées dans le tissu adipeux et la personne ne peut pas perdre de poids par un régime ou de l'exercice. Cette accumulation de problèmes s'étend sur des années. Il est essentiel d'établir des priorités. Si vous ne suivez pas un ordre précis, la structure entière est à risque.

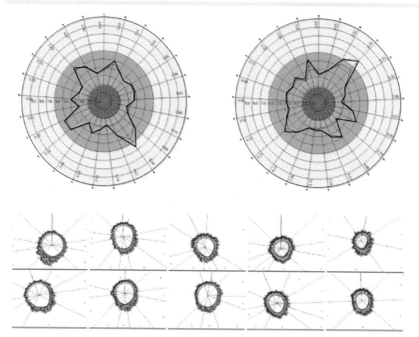

EXEMPLE 432

Sexe M, âge 74

Diagnostic : Cette personne présente de nombreux problèmes : organes abdominaux (gastrites depuis des années), système respiratoire (fume depuis des années), et colonne vertébrale.

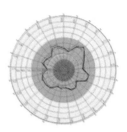

Analyse Bio-Well

Stress	2.80 normal
Énergie	51.93 normale
Équilibre	95.53 normal

État de santé normal, le côté droit est bas

Réserve d'énergie 41% optimale, en excès sur système respiratoire

Déséquilibre sur 10 organes

Yin-Yang Yin de la rate : l'énergie est basse

Yang de l'intestin grêle : l'énergie est basse

Yang du triple réchauffeur : l'énergie est basse

L'énergie de nombreux organes et systèmes est basse

Doigts Bon aspect des Bio-grammes.

Conclusion : Le pronostic est positif. Avec le support médical adéquat, la personne peut vivre de nombreuses années, mais avec une qualité de vie basse. Avec un traitement médical intégratif, la qualité de vie peut augmenter.

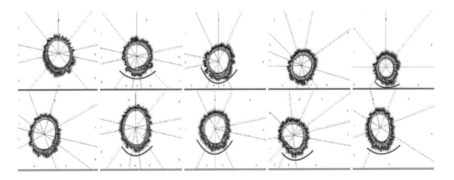

LA MÈRE DE DROSSINAKI, 102 ANS

Sexe F, âge 102

Diagnostic : Cette personne est faible, mais active, avec de nombreux problèmes de santé.

Analyse Bio-Well

Stress   4.30 stress important

Énergie   32.42 basse

Équilibre   99.04 normal

État de santé   bas

Réserve d'énergie 0% très basse

Déséquilibre sur 12 organes

L'énergie de tous les organes et systèmes est basse.

Doigts   De nombreux défauts agressifs sur différents doigts.

Que peut-on attendre à 102 ans ? (Elle est morte trois mois après l'analyse).

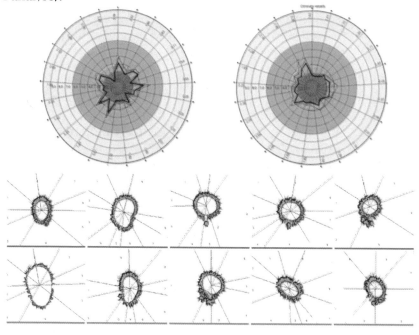

Well **ALLERGIE MAX**

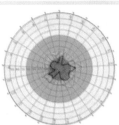

Sexe M, âge 24
Diagnostic :   Réactions
allergiques
importantes
Analyse Bio-Well

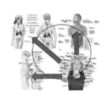

Stress	9.03 stress très élevé
Énergie	31.03 basse
Équilibre	77.47 bas
État de santé	bas, en forme de papillon

Réserve d'énergie 0% basse

Déséquilibre sur 16 organes

L'énergie de tous les organes et systèmes est très basse.

Réserve d'énergie 0% très basse-la courbe est au-dessous de la courbe État de santé

Attention portée aux doigts

Une partie d'une image de chaque doigt est manquante.

Les Chakras sont très petits – indiquant un aveuglement émotionnel.

Des analyses faites après trois jours montrent pratiquement les mêmes paramètres, mais les images des doigts ont changé, ce qui indique la composante émotionnelle du problème. Une réserve d'énergie faible indique un stress permanent. Un grand travail doit être fait pour rétablir les fonctions surrénales affectées par un stress de longue durée. Pour améliorer la situation, il faut gérer les stress, la situation psychologique, ainsi que le problème endocrinien. Une nourriture appropriée est essentielle.

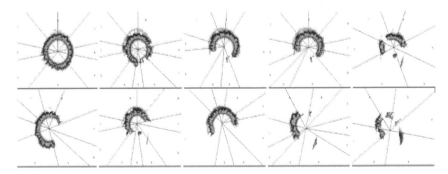

EXEMPLE KU 03

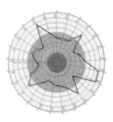

Sexe F, âge 48
Diagnostic : ménopause,
problèmes hormonaux,
allergies
Analyse Bio-Well
Stress   3.35 anxiété

Énergie   60.17 normale

Équilibre   81.74 bas

État de santé   normal
Réserve d'énergie 72% optimale, mais plus
basse sur le côté gauche, excès sur le côté droit – dans la rate, la
gorge, l'appendice, le cæcum, le foie, le système uro-génital. Le
côté droit est lié au côté gauche du cerveau– le côté physique,
indiquant des problèmes liés aux conditions physiques.

Déséquilibre sur 14 organes

Énergie des organes Système urogénital : l'énergie est élevée

Système immunitaire : l'énergie est basse

Les chakras du haut, Anahata et Manipura sont bien équilibrés, ce
qui indique une personne intelligente avec de grandes aptitudes
sociales. Grande influence des émotions.

Attention principale portée aux doigts
Nous devons observer la colonne vertébrale, les reins, le système,
uro-génital, et les glandes mammaires.
Le problème principal est endocrinien. Déséquilibre produit par
un stress de longue durée et un déséquilibre du système surrénal.
Le traitement doit être prudent.

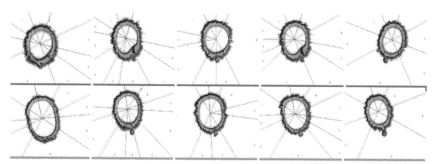

Well **EXAMPLE KU 05**

Sexe F, âge 55
Diagnostic :
menstruation,
problèmes de foie et
digestifs

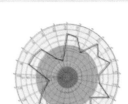

Analyse Bio-Well
Stress   3.11 normal
Énergie   81.96 élevée
Équilibre   96.41 normal
État de santé   normal

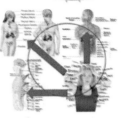

Réserve d'énergie 100% très haute, excès
dans les vaisseaux coronaires, la gorge, le côlon transverse, le
cæcum, le sacrum, le système urogénital, le foie.

Déséquilibre sur 11 organes

L'énergie de tous les organes et systèmes est élevée (sauf pour les systèmes nerveux et immunitaire)

Les Chakras sont Déséquilibrés la méditation est importante! Les Chakras du haut sont gros et équilibrés cela indique la conscience de soi et un développement spirituel. Les autres chakras sont déséquilibrés, cela indique un manque d'attention portée à sa propre santé et aux aspects pratiques de sa vie.

Attention portée aux doigts

Système digestif en particulier le côlon, le foie, la thyroïde, les articulations, la colonne vertébrale, les glandes mammaires.

Défauts importants sur 4R, 4L sûrement liés au cycle menstruel . Le pronostic est bon avec le traitement approprié.

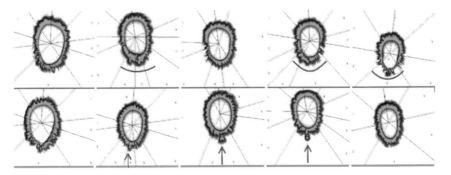

EXEMPLE KU 07

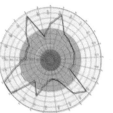 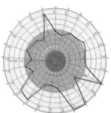

Sexe F, âge 20
Diagnostic : Situation trè
dangereuse car le Champ
Energétique est désordonné,
L' alignement des chakras est chaotique, et tous les organes et
systèmes sont touchés. Ces troubles affectent son activité mentale,
sa capacité à se concentrer, à accepter et à analyser   l'
information . Elle est distraite après une courte période.
Après une discussion brève, elle admet prendre du Cannabis.
Analyse Bio-Well

Stress   4.32 stress
Énergie   73.07 élevée
Équilibre   91.63 normal
État de santé   Normal
Réserve d'énergie 100% très haute, excès dans le système
respiratoire, la mâchoire du côté gauche, le cæcum, le foie, le
système urogénital, le rein droit, le rectum.

Déséquilibre dans 7 organes

Énergie des organes   Système respiratoire : énergie élevée
                      Système musculo-squelettique, énergie élevée
                      Système uro-génital, énergie élevée
                      Système digestif, énergie élevée
Doigts :   Signes agressifs sur tous les doigts.
Le pronostic est bon car la réserve d'énergie est importante.

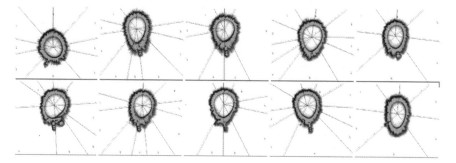

Well EXEMPLE KU 16

Sexe F, âge 30

Diagnostic : Calculs rénaux

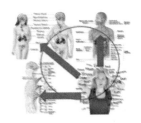

Analyse Bio-Well

Stress   3.19 anxiété

Énergie   81.83 élevée

Équilibre   92.75 normal

État de santé   normal

Réserve d'énergie 71% très haute, excès dans le système respiratoire (glandes mammaires), gorge (thyroïde), cæcum, foie, système uro-génital, rectum, sacrum.

Déséquilibre sur 5 organes

L'énergie de tous les systèmes, sauf le système immunitaire, est très élevée.

Attention portée aux doigts.

Sur les doigts nous observons des signes agressifs liés aux reins et à la colonne vertébrale. Elle sait qu'elle a des calculs, mais rien sur la colonne, la situation d'ensemble indique une forte inflammation, qui pourrait être due à une infection. L'excès sur les glandes mammaires, nous fait suspecter un déséquilibre de la progestérone.

Nous recommandons des bilans réguliers pour le cancer.

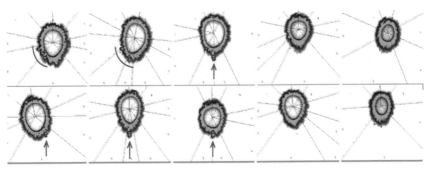

EXEMPLE KU 10

Sexe F, âge 63
Diagnostic : Ablation de
la thyroïde, problèmes
de côlon, prothèse au
genou, surpoids.

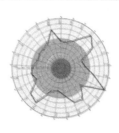

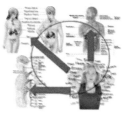

Analyse Bio-Well
Stress	3.91 anxiété
Énergie	72.87 élevée
Équilibre	96.93 normal
État de santé	normal

Réserve d'énergie 100% très élevée,
excès dans le système respiratoire
(glandes mammaires), la gorge (Thyroïde), le cæcum, le foie, le
système urogénital, le rectum, le sacrum, les reins.
Déséquilibre sur 3 organes
Chakras sont mal alignés, ce qui indique un manque d'harmonie et
de nombreux problèmes actuels.

Énergie des organes Système respiratoire, l'énergie est élevée
Système musculo-squelettique, l'énergie est élevée
Système uro-génital, l'énergie est élevée
Système digestif, l'énergie est élevée

Attention portée aux doigts

De nombreux signes agressifs sur différents doigts, ce qui indique
une forte inflammation de l'appareil digestif, du côlon, risque de
tumeurs dans les organes reproductifs et sur les glandes mammaires.
Important déséquilibre endocrinien, en particulier des surrénales.

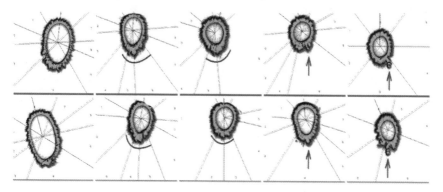

EXEMPLE KU 19

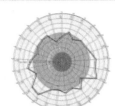

Sexe F, âge 55
Diagnostic : Ablation de la
thyroïde, problèmes au
côlon, veines, colonne
vertébrale et système endocrinien,
surpoids

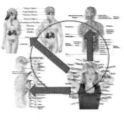

Analyse Bio-Well
Stress   2.40 normal
Énergie   68.86 normale
Équilibre   92.06 normal
État de santé   normal

Réserve d'énergie 95% haute, excès dans le système respiratoire
(glandes mammaires), zone cérébrale, cæcum, foie, système urogénital, sacrum, système immunitaire

Déséquilibre sur 9 organes

Énergie des organes système endocrinien, l'énergie est élevée

Système musculo-squelettique, l'énergie est élevée

Système urogénital, l'énergie est élevée

Système digestif, l'énergie est élevée

Système immunitaire, l'énergie est élevée

Attention portée aux doigts

De nombreux signes agressifs sur différents doigts, sur les secteurs
liés à la circulation sanguine (signes très inhabituels sur la partie
supérieure des secteurs). Cela est lié à la présence de caillot dans
les veines, risque d'AVC ou d'infarctus.

Indication de forte inflammation de l'appareil digestif, côlon, risque
de tumeurs sur les organes reproducteurs et les glandes mammaires.
Le pronostic est bon car la réserve d'énergie est grande.

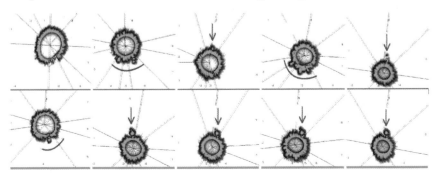

EXEMPLE RJ ANITA SP

Sexe F, âge 35
Diagnostic : leucorrhées
depuis 1 an et demi.
(Sécrétions vaginales
épaisses blanches ou
jaunes épaisses. Elles

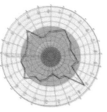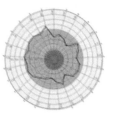

peuvent apparaître et disparaitre de temps en temps, si elles ont lieu pendant des années elles deviennent plus jaunes et odorantes ; il s'agit d'un symptôme habituellement non pathogène, résultant d'une inflammation du vagin ou du col de l'utérus.)
Salpingo-ovarite, douleur lombaire, anémie.

Analyse Bio-Well

Stress	2.48 normal
Énergie	2.62 normale
Équilibre	98.69 normal
État de santé	normal

Réserve d'énergie 65% optimale, excès dans le système respiratoire (glandes mammaires), système urogénital, et le foie

Déséquilibre sur 8 organes

Énergie des organes Système urogénital, l'énergie est élevée
Colonne vertébrale, l'énergie est basse

Attention principale portée aux doigts.

Défauts très agressifs sur 4L avec de nombreuses interférences sur toutes les images. Défauts agressifs sur le petit doigt indique un grand risque de cancer. Défauts sur la zone du foie 3L indique la présence d'une infection importante.

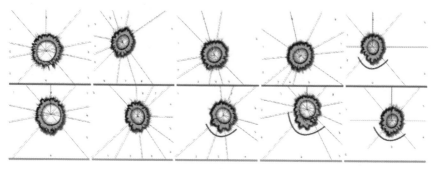

Well **EXEMPLE RJ DEEPA RS**

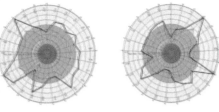

Sexe F, âge 18

Diagnostic : Anémie, perte d'appétit, douleurs abdominales fréquentes avec diarrhée, maux de tête avec vertige qui va et vient; irritabilité, colère facile

Analyse Bio-Well

Stress	7.38 élevé
Énergie	77.84 élevée
Équilibre	92.57 normal
État de santé	Image en forme de feuille

Réserve d'énergie 95% très haute, excès dans le système respiratoire (glandes mammaires), vaisseaux coronaires, gorge, duodénum, sacrum, rein gauche, foie, rectum

Déséquilibre sur 12 organes

L'énergie de tous les systèmes, sauf les systèmes nerveux et cardiovasculaire, est élevée.

Attention principale portée aux doigts

De nombreux signes agressifs et interférences sur différents doigts => il faut s'attendre à des parasites et une inflammation de l'appareil digestif. 15 minutes après une simple dose de Kalium Bromatum (un remède homéopathique), transformation impotante des Bio -grammes, ceci est un, exemple clair de problèmes psychosomatiques,

Transformation importante des bio-grammes :

Stress	4.08 stress
Énergie	75.73 élevée

Même défauts et interférences sur les doigts => problèmes psychosomatiq ues mais avec une forte inflammation sous-jacente

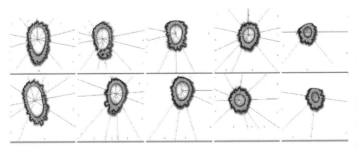

EXEMPLE RJ 2MN23

Sexe F, âge 24

Diagnostic : 24 ans d'asthme bronchique ; Lichen plan (éruption cutanée sombre et avec démangeaisons), elle dit que cela affecte sa confiance en soi, elle ne veut plus sortir

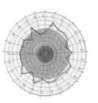 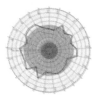

de chez elle. Asthme depuis l'enfance, prises régulières d'un inhalateur, la nuit prise quotidienne.

Analyse Bio-Well

Stress	2.38 normal
Énergie	70.89 normale
Équilibre	96.60 normal
État de santé	normal

Réserve d'énergie 92% très élevée, excès dans de nombreuses zones, indiquant une charge extra de travail sur le système.

Déséquilibre sur 4 organes

Energie élevée sur de nombreux organes

Attention principale portée aux doigts

De nombreux bruits sur l'image indiquent une suractivité des systèmes. Il faut s'attendre à un disfonctionnement surrénal, des réactions agressives de l'appareil digestif et des répercussions sur le système bronchique.

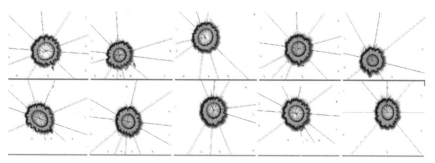

EXEMPLE RJ EZAHAR S

Sexe M, âge 37

Diagnostic : Calculs rénaux bilatéraux, taille de 4mm sur échographie depuis 2-3 mois; douleur dans la région pelvienne ; miction, parfois urgentes et fréquentes (polyurie).

Analyse Bio-Well

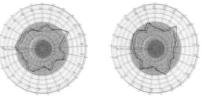

Stress	2.44 normal
Énergie	60.53 normal
Équilibre	99.69 normal
État de santé	normal
Réserve d'énergie	72% optimale,

excès dans la gorge, système respiratoire, reins, côlon, hypophyse

Déséquilibre sur 7 organes

Énergie élevée dans la gorge, côlon et hypophyse

Les chakras sont bien équilibrés, à part le 6ème (*Ajna*), cela indique une attention constante à son propre état.

Notre attention est centrée sur les doigts

Il y a un défaut dans la zone du rein droit, et en même temps, nous voyons des défauts dans tous les secteurs liés à l'appareil digestif et au système endocrinien. Les calculs rénaux sont formés par les déchets dans le sang et les urines, qui peuvent former des cristaux qui se regroupent dans les reins. Avec le temps, les cristaux peuvent former un morceau dur ressemblant à une pierre. Cela arrive plus fréquemment aux personnes qui ne boivent pas assez, prennent certains médicaments, ou ont une maladie qui augmente la production de certaines substances dans les urines. Il faut étudier le régime alimentaire de la personne, lui recommander de boire plus d' eau , commencer un processus de détoxication et un traitement complexe de l'appareil digestif. Le pronostic est positif.

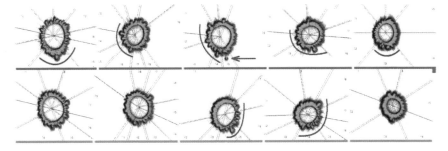

EXEMPLE RJ ANANT SS

Sexe M, âge 54

Diagnostic : hypertension depuis l'âge de 12 ans. Maladie coronarienne, antécédents d'angioplastie (deux fois en 2002 et 2006), antécédents d'AVC-hémiparésie côté gauche (en juillet 2014), et à la limite de l'hyperglycémie. Examens : IRM Cerveau - atrophie générale avec petits vaisseaux, anomalie périe ventriculaire ischémique chronique, et de la substance blanche dans les deux hémisphères cérébraux, multiple traces d'infarctus dans le centre semi-ovale droit, matière blanche dans le lobe frontal et la corona radiata droite. ARM deux foyers ischémiques aigus dans la médulla de la moitié gauche et le cervelet gauche, infarctus lacunaires chroniques dans la corona radiata droite et centre semi-ovale droit, anomalies chroniques ischémiques de la matière blanche péri ventriculaire, b/I corona radiata les autres rapports sont avec TP. Pression arterielle-150/90 POIDS-69 Score cardiovasculaire - 19. Analyse Bio-Well

Stress	4.06 stress
Énergie	78.90 élevée
Équilibre	89 bas
État de santé	Déséquilibre important

Réserve d'énergie 100% très élevée Déséquilibre ; de nombreux excès dans les secteurs de la main droite, les dépressions dans les résultats de la main gauche sont liés à l'hémisphère droit.

Déséquilibre sur 11 organes

Énergie élevée dans tous les systèmes et organes

Chakras   Déplacement important de nombreux chakras

Attention principale portée aux doigts.

De nombreux bruits internes et des défauts agressifs sur tous les doigts de la main gauche. Toutes les données suggèrent une surproduction d'énergie par le système, tous les problèmes y sont liés. Nous suspectons une prédisposition génétique associée aux effets négatifs d'un régime alimentaire inapproprié.

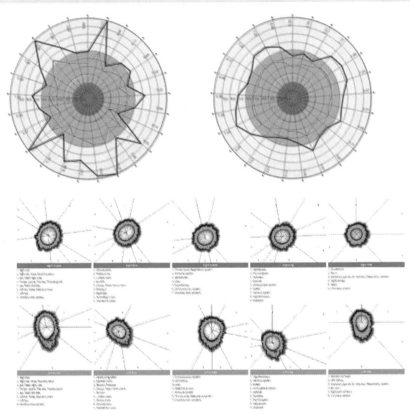

EXEMPLE RJ BHAGYASHREE G J

Sexe F, âge 49
Diagnostic : hypothyroïdie
hyperacidité ; dyspepsie
Analyse Bio-Well

Stress   2.57 normal
Énergie   75.17 élevée
Équilibre   96.3 normal

État de santé   normal
Réserve d'énergie   100% très élevée, excès dans la thyroïde,
glandes mammaires, foie, rectum, sacrum, urogénital
                    Déséquilibre sur 9 organes

Énergie élevée dans de nombreux systèmes et organes

Chakras   Déplacement important de plusieurs chakras

Attention principale portée aux doigts
Défauts importants dans le secteur de la thyroïde. Défauts dans les
secteurs du foie. De nombreux doigts ont des interférences.
Ce problème vient du stress et d'une charge de travail en surplus
sur les surrénales, ce qui influe sur l'activité de la thyroïde.
L'appareil digestif et le foie sont affectés. L'ordre du traitement :
faire baisser le stress ; support des surrénales ; correction   de
l'appareil digestif (régime!) ; détoxication. Il faut au moins un mois
par étape. **La dyspepsie est un trouble commun et qui décrit un
ensemble   de symptômes   plutôt   qu'un seul symptôme
prédominant . Ces symptômes incluent** : mal au ventre et gêne.
Ballonnements. Sensation de gêne après les repas. Nausées. Perte
d'appétit. Eructer nourriture ou liquide (régurgitation).

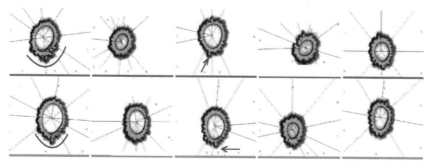

Maladies Neurologiques et Psychiques

Exemple RJ 1GV17

Sexe M, âge 45

Diagnostic : Maladie d'Hirayama depuis trois ans, qui progresse graduellement. La préhension de la main gauche est faible. La maladie d'Hirayama, maladie neurologique rare, se caractérise par une atrophie insidieuse unilatérale ou bilatérale et une faiblesse de l'avant bras et de la main, sans signes sensoriels. La maladie affecte principalement les hommes dans leur troisième décennie. La maladie progresse initialement, puis elle s'arrête spontanément pendant quelques années, contrairement à la maladie de Charcot avec laquelle elle est souvent confondue. La maladie d'Hirayama se caractérise par des modifications ischémiques dans les cellules de la corne antérieure de la moelle épinière au niveau du rachis cervical qui produit une amyotrophie, habituellement unilatérale, mais qui peut aussi être bilatérale.

Analyse Bio-Well

Stress   6.83 élevé

Énergie   .18 élevée

Équilibr   91 normal

État de santé en forme de feuille sur la main droite

Réserve d'énergie 82% élevée, excès dans le système respiratoire, la mâchoire, l'hypothalamus, la glande thyroïde, le système nerveux, le foie, les reins, le sacrum,

            Déséquilibre sur 16 organes

L'énergie est élevée dans tous les systèmes sauf cardiovasculaire.

De nombreux défauts agressifs sur tous les doigts.

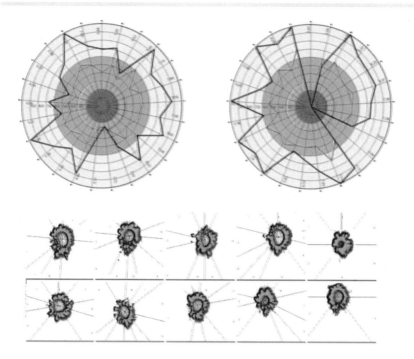

EXEMPLE RJ ARUNA SS

Sexe F, âge 55

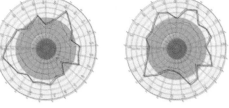

Diagnostic :   Cas
d'épilepsie depuis 30 ans,
convulsions récurrentes
toniques et cloniques. Souvent après une convulsion, elle s'
enferme sur elle- même. Le paroxysme des convulsions a lieu
presque chaque semaine.

Analyse Bio-Well

Stress	2.71 normal
Énergie	74.94 élevée
Équilibre	99.69 normal
État de santé	normal

Réserve d'énergie 100% très élevée, excès dans le
système respiratoire (glandes mammaires), la zone cérébrale, le
côlon, le système urogénital, les reins et le foie
                    Déséquilibre sur 9 organes
L'énergie de tous les systèmes est élevée
Doigts   Nous notons un grand niveau de bruits internes et des
images totalement déformées 1R.

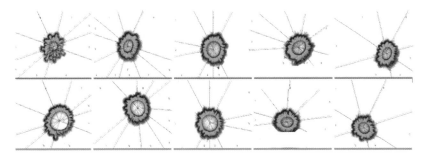

EXEMPLE RJ JEET KP

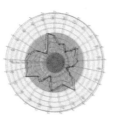 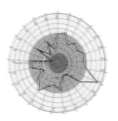

Sexe Garçon âge 7

Diagnostic : Dystrophie musculaire (ses oncles sont morts à l'âge de 14 et 16 ans pour les mêmes raisons) ; se plaint maintenant de crampes et raideurs dans les mollets ; difficulté à se relever d'une position assise; TDAH sur ES-Teck ; anémie.
Analyse Bio-Well

Stress	3.45 normal
Énergie	8.87 normale
Équilibre	96.45normal
État de santé	zone basse

Réserve d'énergie 43% optimale, en forme de feuille, excès dans la zone cérébrale, le cæcum, le sacrum, le rectum

Déséquilibre sur 10 organes

L'énergie de plusieurs organes est soit élevée, soit basse.
Tous les Bio-grammes sont déformés et ont de nombreux bruits.

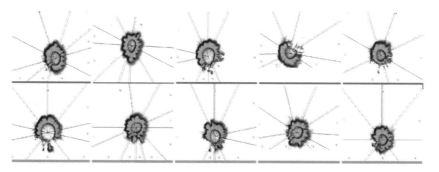

EXEMPLE RJ LALITA GD

Sexe F   âge 41

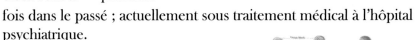

Diagnostic : Dépression ;
menstruations tous les
15 jours ; a reçu des
électrochocs plusieurs
fois dans le passé ; actuellement sous traitement médical à l'hôpital
psychiatrique.

Analyse Bio-Well

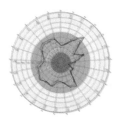

Stress	3.45 normal
Énergie	8.87 normale
Équilibre	96.45 normal
État de santé déficience	Plusieurs zones de

Réserve d'énergie 47% optimale, excès dans la thyroïde, le côlon transverse, le foie, le rectum

Déséquilibre sur 12 organes

L'énergie du système digestif est basse.

Doigts   L'attention est portée aux doigts

De nombreux bruits sur 4L, 5R, 5L. Nous pouvons observer des problèmes de l'appareil digestif, la colonne vertébrale, le système endocrinien => ces problèmes sont d'origine physiologique.

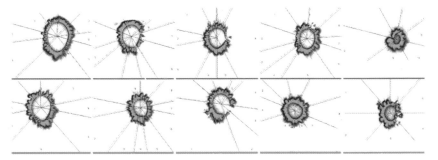

EXEMPLE RJ ROHAN MC

Sexe M âge 6

Diagnostic : Il s'agit d'un cas de retard mental avec des troubles du développement aussi bien physiques que mentaux. La mère dit qu' il avait un faible poids à la naissance et un faible score d'Apgar, il avait souvent une toux et des rhumes. A l'âge d'un an, il a eu des convulsions atoniques généralisées pendant quelques minutes puis aucun autre épisode. L'IRM et l'EEG de son cerveau (à ce moment là) étaient normaux. La mère dit qu'après ces convulsions, il commença à prendre du retard. Il prend maintenant un traitement homéopathique depuis 14 mois et il a fait de grand progrès en termes de prononciation, il marche quelques pas sans aide, il joue avec d'autres enfants. C'était un enfant de petit poids à la naissance (1,5 kg), il a dû être mis en incubateur les trois premiers jours de sa vie. La première année fut normale mis à part les retards dans les étapes importantes. A l'âge d'un an, il a eu des convulsions généralisées (2-3 fois) et il a perdu conscience, on lui donna des médicaments anti-convulsions, mais sa mère les arrêta après deux semaines. Après cela il n'a plus eu de convulsions mais il est en retard dans ses développements physiques et mentaux. Il a été diagnostiqué avec des Troubles Généralisés du Développement. Il a eu une microcéphalie, une déformation crânienne, des pieds plats et une hypotonie (baisse du tonus musculaire).

Traitement : depuis 15 mois il a pris 3 remèdes homéopathiques à différents moments :

1. Theredion 200, dose simple, le premier mois

2. Sanicula 0/2, doses multiples (diluées dans l'eau), Une fois par jour pendant 8 mois

3. BarytaIod 200, 3 doses, les 5 derniers mois

Analyse Bio-Well

Stress   4.53 stress

Énergie   56.76   normale
Équilibre   96.49 normale
État de santé   bas

Réserve d'énergie 30% optimale, excès dans presque toutes les zones. Déséquilibre sur 12 organes. L'énergie musculo-squelettique est basse. De nombreux secteurs des systèmes endocrinien et digestif sont bas.

Attention principale portée sur les doigts.
Les images sont totalement déformées.

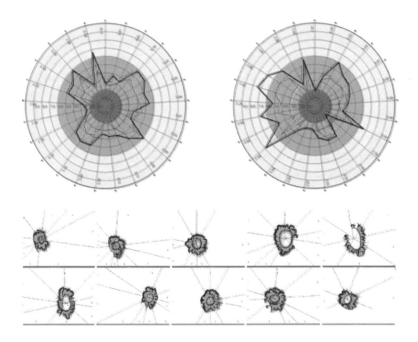

EXEMPLE RJ SHOBLA C

Sexe F   âge 22

Diagnostic : Epilepsie scan
du cerveau 11/09/2014
On y voit une hémorragie
intracérébrale/œdème
avec marque de gliose

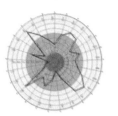
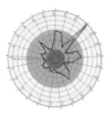

dans le lobe gauche frontal et pariétal. La convulsion épileptique
commence par la jambe droite puis se répand dans tout le corps.
Analyse Bio-Well
Stress   4.81 stress
Énergie   56.76   normale
Équilibre   96.49 normale
État de santé   bas

Réserve d'énergie 24% basse, excès gorge, urogénital, foie, rate
                    Déséquilibre sur 21 organes
Énergie des organes Tous les systèmes et organes sont bas.
Attention principale portée aux doigts.

Tous les Bio-grammes sont déformés avec de nombreux défauts.

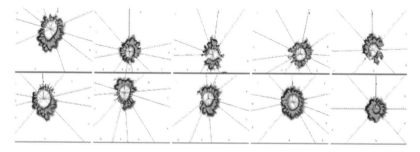

EXEMPLE RJ VARSHA B

Sexe F   âge 26

Diagnostic : Formation de kystes récurrents dans la zone cervicale

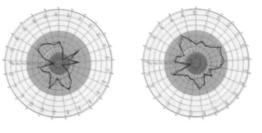

(ces trois dernières années, il a fallu drainer le pus trois fois) ; sur Es-Teck-Lymphadénopathie – cervical, amygdales; derrière les oreilles ; névralgie d'Arnold qui va et qui vient depuis l'âge de 10 ans.

Analyse Bio-Well
Stress   3.45 normale
Énergie   46.59 normale
Équilibre   76.34 bas
État de santé   bas

Réserve d'énergie 0% très basse
                      Déséquilibre sur 15 organes
Tous les systèmes et organes: l'énergie est basse
Attention principale portée aux doigts.
Tous les Bio-grammes sont déformés avec de nombreux défauts.

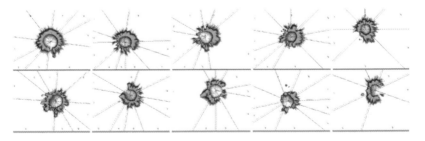

Analyses d'enfants TDAH

Dr. Rajeev Peshawaria d'Inde a recueilli ces données sur 44 patients analysés avec le programme Bio-Well. Les paramètres Bio-gram étaient calculés pour 40 garçons et 27 filles d'environ 14 ans (+/- cinq).

EXEMPLE RJ ADHD 1IO23

Sexe Garçon âge : 5ans
Analyse Bio-Well
Stress   2.45 normale
Énergie   46.59 normale
Équilibre   98.74 normale
État de santé   normale

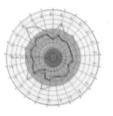 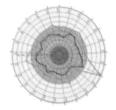

Réserve d'énergie 78% optimale avec de nombreux excès
Déséquilibre sur 7 organes
L'énergie de nombreux systèmes et organes est basse.
Tous les Bio-grammes sont déformés avec de nombreux défauts

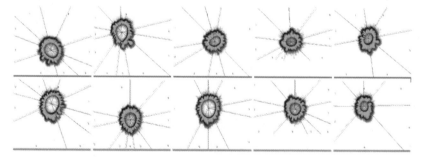

Les paramètres de 44 patients TDAH furent comparés avec les paramètres de 44 enfants apparemment en bonne santé. Les paramètres suivants montrent la différence statistique entre le groupe TDAH et le groupe en bonne santé :

Énergie   (p<0.001)
Coefficient de Stress   (p<0.04)
Coefficient bruit interne   (p<0.001)
Entropie   (p<0.001)

L'analyse de ces données montre que pour les patients TDAH, le Paramètre d'énergie, aussi bien pour l'image entière que pour les différents organes et systèmes du corps, est plus haut que celui des enfants en bonne santé. C'est la même chose pour le paramètre du Bruit interne.

En cas d'inflammation, comme mesuré par l'appareil EPI, l'énergie ainsi que le Bruit interne sont plus élevés. Donc, pour la plupart des patients étudiés, nous pouvons conclure que le TDAH génère une réponse inflammatoire du corps. Les paramètres du coefficient de stress, du coefficient de forme et du coefficient d' Entropie pour le groupe TDAH sont plus bas que pour le groupe en bonne santé.

Cela peut être interprété comme une preuve d'un niveau d'activité psychique plus bas, lié à une conduction plus basse des processus nerveux chez les patients TDAH comparé avec les patients en bonne santé. Cela se manifeste sous la forme de difficultés de communication, difficultés à assimiler les informations et des réactions psychomotrices lentes.

Il s'agit ici du TDA de type inattentif et cela confirme les données, ce type est lié à un développement lent de la zone du cortex frontal du cerveau.

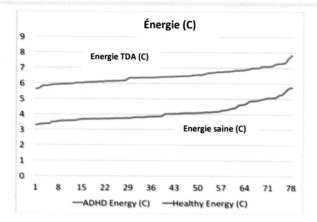

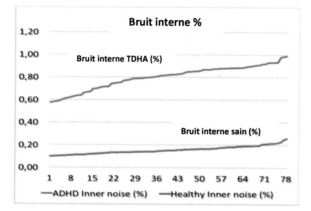

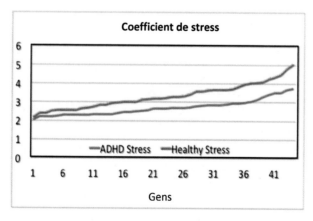

Oncologie

Des questions concernant le cancer sont de plus en plus posées durant nos séminaires. Souvent, l'analyse Bio-Well ne montre pas de marques spécifiques. Les images peuvent même paraître normales, bien que le cancer ait été diagnostiqué.

Nous avons une grande expérience de l'analyse de cancers à l'aide des méthodes EPI et Bio-Well. Une des premières études sur le Diagnostic du cancer en utilisant l'EPI est le travail de B.L. Gurvits et al. ["The new conceptual approach to the early Diagnostic of cancer," Dans: *From Kirlian effect to Bioelectrography*, Saint-Pétersbourg, 1998. pp. 125–132]. Le matériel étudié dans cette étude compte des échantillons de plasma de patients ayant le cancer de différents organes, avec présence ou non de métastases, comparés à des échantillons de sang de donneurs en bonne santé. Pour tous les échantillons, les valeurs des paramètres de production de sang étaient plus élevés que les valeurs pour les personnes en bonne santé. Depuis la fin des années 90, des recherches sont conduites à l'Institut d'Oncologie de Géorgie, à Tbilisi, sous la direction du Professeur Eliso Gedevanishvili. Une série d'articles a été publiée dans lesquels les thèses des docteurs étaient défendues et où la méthode EPI était utilisée dans la pratique quotidienne. Les cancers du sein, du côlon, de l'estomac et des poumons y étaient étudiés, et des différences statistiques significatives entre les patients et les gens en bonne santé furent démontrées. Dans 80–96% des cas, les résultats EPI pour le graphique d'évaluation et le contrôle des états fonctionnels de l'organisme étaient similaires aux données du laboratoire clinique et des recherches instrumentales.

Au Centre de Recherches des Technologies de Radiologie et Chirurgie de Saint-Pétersbourg, le Professeur Gennady Zharinov a conduit une séries d'études EPI sur des patients souffrant du cancer de la prostate, il a démontré la possibilité de surveiller l'état du patient et d'identifier les risques de complications lors de la progression du cancer.

Ces dernières années, des travaux approfondis ont été menés par l'Université Nationale Russe de Recherches Médicales (qui porte le nom de NI Pirogov) à Moscou, dirigé par le Maître de conférences Ekaterina Yakovleva [*The Open Biomedical Engineering J*, 2016, 10, 72-80 ; J *Alternative Comp Medicine* 2015, 21(11), 720-724].

Un total de 137 personnes furent étudiées : 49 hommes et 88 femmes, âgés de 45 à 86 ans. S'appuyant sur les résultats de la colonoscopie et des découvertes historiques, tous les sujets furent divisés en deux groupes de 55 personnes (43.3 ± 2.2 ans) constitués de 9 hommes, 46 femmes. Le second groupe comprenait 82 patients — 40 hommes et 42 femmes (64.2 ± 1.3 ans), avec des tumeurs du côlon aussi bien malignes que bégnines. Puis tous les sujets étaient subdivisés en de plus petits groupes selon : la morphologie (polypes hyperplasiques 23 personnes, adénomes 41 personnes, cancer 13 personnes) ; la taille (minuscule 1-5mm 21 personnes, petit 5-10 mm 34 personnes, moyen 10-25 mm 5 personnes) ; le nombre de tumeurs (une 33 personnes, multiple 30 personnes) ; la situation (côté droit du côlon 21 personnes, côté gauche — 34 personnes, des deux côtés 9 personnes).

Les différences entre le groupe de contrôle et les patients atteints de néoplasmes du côlon révèlent des différences statistiques signifiantes ($p < 0.05$) 76 de 216 indicateurs, 21 desquels avaient un très haut niveau d'importance ($p < 0.001$).

Les paramètres de différenciation comprennent le rayon du cercle inscrit, la surface normalisée, le pourcentage de bruit interne et la forme qui caractérise l'irrégularité du contour externe des images EPI.

Des différences importantes furent trouvées dans les secteurs du 'côlon transverse' et du 'côlon ascendant.' Cela peut être expliqué par le fait que la majorité des patients de l'enquête souffraient de variations pathologiques à cet endroit du côlon. Le Tableau 1 montre les valeurs moyennes des paramètres et la fréquence relative de leurs apparitions entre tous les paramètres des différents groupes étudiés avec des degrés de néoplasies des tumeurs importantes.

Comme vous pouvez le voir sur le Tableau 1, les paramètres ont des tendances différentes dans la ligne Contrôle 1 => Polypes => Cancer. 69 des paramètres les plus importants pour la pathogenèse des tumeurs du côlon furent choisis en utilisant la loi de Student.

Une analyse discriminante linéaire sous SPSS 17.0 fut menée, en utilisant les données des patients avec néoplasmes du côlon ainsi que celles du groupe de contrôle.

C'est dans les résultats de l'analyse discriminante linéaire que l'on trouva les paramètres les plus significatifs qui affectaient la répartition des patients dans un groupe ou un autre. L'équation des paramètres associés avec le côlon descendant, les lombaires, le sacrum et le coccyx consistait en 7 variables.

Tableau 1. Modèle de variation dans les paramètres du groupe étudié avec une augmentation du niveau de néoplasie des tumeurs.
(Valeurs moyennes)
(* $p<0.01$, ** $p<0.001$)

Paramètre	Contrôle	Polypes	Cancer
Contrôle > Polypes > Cancer			
Surface normalisée	1.41 ± 0.12	$1.27 \pm 0.06^*$	$1.09 \pm 0.04^{**}$
Bruit interne	40.90 ± 3.00	$31.11 \pm 2.51^*$	$23.32 \pm 2.01^*$
Rayon Isoline	14.21 ± 0.45	$11.46 \pm 0.32^*$	$10.45 \pm 0.42^*$
Intensité	86.65 ± 0.12	$78.04 \pm 0.08^*$	$75.19 \pm 0.05^*$
Contrôle < Polypes < Cancer			
Rayon cercle interne	46.05 ± 1.53	$54.45 \pm 1.63^*$	$59.37 \pm 1.04^*$
Coefficient de Forme	11.14 ± 0.54	$17.46 \pm 0.60^*$	$20.52 \pm 0.45^{**}$
Fractalité Isoline	1.60 ± 0.02	$1.63 \pm 0.04^*$	$1.71 \pm 0.01^*$
Entropie Isoline	1.57 ± 0.03	$1.65 \pm 0.02^*$	$1.74 \pm 0.01^*$
Longueur Isoline	950 ± 27	$1025 \pm 16^*$	$1105 \pm 40^*$
Surface	9620 ± 225	$10760 \pm 21^*$	$11427 \pm 11^*$

La spécificité des fonctions résultantes, après vérifications croisées, est de 78.2%, et la sensibilité est de 76.8%. De ces données, nous pouvons conclure que la séparation entre les malades et les personnes saines a un grand niveau de précision permettant des études de dépistage.

Des résultats similaires ont été obtenus pour différents types de pathologies gastriques. Le Tableau 2 montre les résultats de la comparaison par secteurs.

Tableau 2. Secteurs EPI statistiquement différenciés entre un groupe de contrôle et des patients souffrant de pathologies gastriques. (p<0.05)

Groupes	Secteurs
Contrôle vs. Tous les patients	Foie, Pancréas, les doigts 3 et 4 entiers
Contrôle vs. Gastrite chronique	Foie, Vésicule biliaire, Pancréas
Contrôle vs. Tous les cancers	Foie, Vésicule biliaire, Pancréas, doigts 3 et 4 entiers
Gastrite chronique vs. Cancer	Foie, Vésicule biliaire, doigts 3 et 4 entiers

Nous avons fait une analyse statistique des paramètres EPI pour 20 000 personnes dont les données sont archivées dans notre base de données. Il s'agit d'une population variée, homme et femme, allant de 18 à 100 ans, le plus souvent en bonne santé avec des maladies chroniques. Les données obtenues dans cette étude n'ont pas été incluses. La figure montre un histogramme du rayon de la distribution du cercle interne. Les lignes verticales désignent la valeur moyenne et les déviations standard. Cet écart peut être accepté comme paramètres typiques pour les personnes saines.

Une flèche indique la marge des paramètres pour le cancer du côlon. Comme nous l'observons, cette marge est clairement différenciable de la bande normalisée, ce qui confirme la validité des données obtenues.

L'étape de néoplasie est liée avec une diminution de l'intensité du rayonnement. De plus, la diminution des pourcentages du bruit interne caractérise le niveau de biophotons épars rayonnants de la peau. Plus l'activité des systèmes physiologiques est faible, plus la radiation biophotonique est faible. La valeur des paramètres de la Surface Normalisée, qui reflète l'ampleur de l'adaptation de l'organisme, diminue aussi. Plus cette valeur est petite, moins le corps a de ressources d'adaptation. Lors de la progression de la néoplasie, l'entropie augmente. Cela reflète l'Equilibre de régulation. Donc, on peut soutenir que les grandes régularités des paramètres EPI reflètent activement une caractéristique des systèmes physiologiques du corps.

En même temps, nous devons souligner que ces grandes valeurs sur l'index du rayon peuvent ne pas être spécifiques au cancer, mais à d'autres problèmes de santé aussi. De plus amples recherches devront montrer s'il est possible de distinguer le cancer en se basant sur plusieurs paramètres EPI.

La sensibilité de plusieurs méthodes de diagnostic non invasives pour la détection des polypes du côlon varie de 30 à 95%. Cependant, ces méthodes ne voient pas les petits polypes qui ne saignent pas. Elles produisent souvent des résultats faussement positifs ou négatifs.

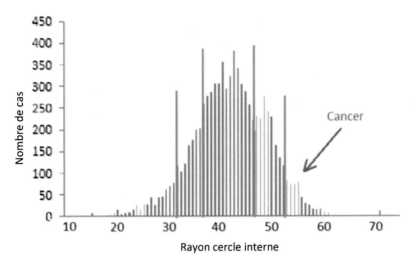

Fig. Histogramme du rayon du cercle inscrit basé sur l'analyse de 20 000 patients

La coloscopie est considérée comme la méthode reine dans certains pays. La coloscopie permet une exploration de l'ensemble du côlon et l'ablation des polypes détectés. Cependant, la méthode requiert du temps, elle est assez chère, et demande une préparation des intestins, de plus elle est déplaisante pour le patient. La coloscopie virtuelle permet d'éviter la préparation douloureuse qui a lieu lors de coloscopie conventionnelle. La sensibilité de la méthode dans le diagnostic de polypes plus grands que 10 mm est de 90%, mais de 80% pour les polypes de 5-9 mm, et de 67% quand la taille du polype ne dépasse pas 5mm. La précision de la méthode dépend de la taille de la tumeur. Cependant, en plus des avantages, la méthode de coloscopie virtuelle a aussi des défauts importants, comme son prix inaccessible et son incapacité à pratiquer une biopsie, et elle est donc suivie d'une colonoscopie standard. Avec la technologie EPI, nous obtenons une sensibilité de 74% à 85%, et une précision de 66% à 77%.

Les résultats ont donc prouvé la capacité de la technologie EPI à identifier les patients souffrant de tumeurs du côlon, ainsi que sa capacité à effectuer un diagnostic différentiel des tumeurs du côlon par morphologie, taille et quantité. Bien sûr, il ne s'agit que d'une étude préliminaire, et il faudra bien d'autres recherches pour trouver une méthode fiable de détection des tumeurs du côlon par l'utilisation de la technique EPI. Nous devons souligner que la méthode EPI est non invasive, prend moins de cinq minutes, et l'équipement est relativement bon marché et accessible. Cela nous donne de bons espoirs de voir l'analyse par imagerie électrophotonique devenir la première étape du processus de diagnostic.

Nous pouvons en tirer les conclusions suivantes basées sur les résultats de l'étude du cancer par la technologie EPI :

1. Les résultats confirment la validité de l'analyse des secteurs de Bio-gramme : les différences les plus importantes dans les cas des maladies intestinales, furent identifiées dans les secteurs 'côlon transverse' et 'côlon ascendant,' et dans les cas de gastrites, dans les secteurs 'Foie' et 'Pancréas'.

2. L'identification des différences entre les cas cancérigènes et non-cancérigènes n'est possible que sur la base d'analyses complexes de différents paramètres car une simple analyse du Bio-gramme ne permet pas de tirer des conclusions.

3. L'équipe de E.Yakovleva a construit des modèles mathématiques avec 80% de possibilité de détecter la présence de cancer dans l'intestin ou l'estomac. Ces modèles utilisent toutes les options identifiées.

4. Dans 20% des cas, le cancer n'est pas détecté et dans 20% des cas, de fausses conclusions sont possibles. Cela suggère que même en cas de soupçon de cancer, nous recommandons toujours de plus amples études.

5. En seulement cinq minutes, l'analyse Bio-Well permet de donner une opinion sur la probabilité d'un cancer, alors que toutes les autres méthodes (la plus fiable étant la coloscopie)

prennent longtemps, demandent une préparation spéciale de quelques jours, et sont assez chères.

6. La mise en place des méthodes développées dans les programmes Bio-Well requiert l'obtention d'une certification difficile, longue et couteuse, qui de plus, doit être demandées dans chaque pays.

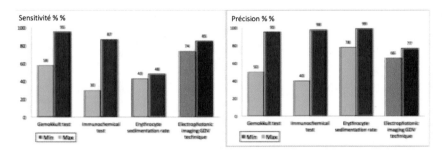

Fig. Caractéristiques des différentes méthodes non invasives de diagnostic de polypes du côlon.

Le point le plus important à retenir est que le cancer n'est pas une seule maladie, mais plusieurs. Elles ne sont les mêmes que dans le sens où dans tous les cas, les cellules commencent à proliférer de manière incontrôlable, elles organisent leur propre système sanguin, et commencent à vivre à l'intérieur du corps d'une entité quasi-indépendante, jusqu'à la mort de leur hôte. Les cellules cancérigènes sont toujours présentes à l'intérieur de notre corps. Normalement, le système immunitaire les traque et les détruit. Mais si le système immunitaire est incapable de le faire, la tumeur commence à grossir.

La croissance de la tumeur maligne au début a lieu par la multiplication des cellules germinales primordiales, ce qui est souvent le résultat de la présence d'une cellule cancéreuse. Donc, pendant un certain temps, la croissance de la tumeur reste un processus local à l'état latent non clinique. Pendant cette période, dans de nombreux cas, la chirurgie et la radiation peuvent conduire à un rétablissement complet. Cependant, quand la tumeur est au stade de pénétration des barrières des tissus locaux, la tumeur pénètre dans les tissus environnants, les infiltrant et les détruisant. Quand cela se produit, comme il est difficile d'établir les contours exacts de la tumeur, l'ablation de la tumeur ne garantit pas toujours le rétablissement. Du reste, même une simple cellule cancéreuse peut faire repartir la croissance maligne (rechute). Si une nouvelle croissance n'est pas sujette à traitement, un nombre important de patients ont des nodules cancéreux dans d'autres tissus et organes; la métastase.

Les stades de la malignité sont définis par les chiffres romains (I, II, III, IV) : ils reflètent la taille des tumeurs ainsi que la propagation dans le corps (la profondeur du développement) ou leur limite. La classification suivante des tumeurs fut adoptée en 1956 et est toujours en vigueur.

Stade 0. Ce stade décrit un cancer *in situ*, ce qui signifie 'à sa place.' Au stade 0, le cancer se trouve encore là où il a commencé et ne s'est pas étendu aux tissus voisins. Ce stade de cancer est souvent hautement soignable, habituellement par l'ablation de la tumeur entière par chirurgie.

Stade I. Ce stade est habituellement un petit cancer ou une tumeur qui n'a pas grandi profondément dans les tissus environnants. Il ne s'est pas non plus répandu aux ganglions lymphatiques ou autres parties du corps. Il est souvent appelé stade précoce.

Stades II et III. Ces stades indiquent un cancer plus grand ou des tumeurs qui ont grandi plus profondément dans les tissus environnent. Il s'est peut-être étendu aux ganglions lymphatiques mais pas à d'autres parties du corps.

Stade IV. Ce stade signifie que le cancer s'est étendu à d'autres organes ou parties du corps. Il peut aussi être appelé stade avancé ou cancer métastatique.

Cette classification générale définit les tumeurs en stades. Mais à certains endroits du corps (yeux, langue, larynx, bronches, etc.), la taille de la tumeur et sa prévalence exigent plus d'indicateurs.

La variété des manières dont les tumeurs malignes s'étendent et grossissent est difficile à intégrer à ces quatre stades. Pour établir des programmes de traitement individuel, une définition plus précise du cas des tumeurs est nécessaire. C'est pourquoi certains emplacements sont divisés en sous-groupes : IIa, IIb, IIIa, IIIb, etc. La lettre 'a' indique l'absence et la lettre 'b' indique la présence de métastases distantes.

Un système de classification international de trois lettres TNM est aussi largement utilisé.

La lettre 'T' plus un numéro (0 à 4) décrit la taille et l'emplacement de la tumeur, indiquant combien la tumeur a grossi dans les tissus voisins.

La lettre 'N' plus un numéro (0 à 3) décrit si le cancer a été trouvé dans les ganglions lymphatiques. Il peut aussi décrire combien de ganglions lymphatiques contiennent le cancer.

La lettre 'M' indique que le cancer a des métastases, ou s'est étendu à d'autres parties du corps. Par exemple: $T_1N_0M_0$ correspond au Stade I; $T_2N_1M_0$ au Stade II; $T_3N_2M_0$ au Stade III; et $T_4N_2M_0$ ou $T_1N_0M_1$ au Stade IV.

Evidemment, à chaque stade, l'état de santé du patient est bien différent.

Dans les derniers mois de vie des patients souffrant de cancer, il y a souvent une augmentation de l'énergie, les gens commencent à se sentir mieux, et ils sont de meilleure humeur. A ce stade, les Bio-grammes peuvent paraître presque parfaits. Cependant, après quelque temps, les gens meurent. Apparemment, ce serait la dernière tentative du corps pour rassembler toutes ses forces et affronter le problème. Peut-être que quelquefois, cela aide.

Pendant des années, les scientifiques ont recherché la cause du cancer. Finalement, tous sont d'accord pour dire qu'il n'y a pas une cause unique. De nombreux facteurs cancérigènes provoquant l'apparition et le développement des tumeurs ont été découverts, et ils incluent tous les facteurs environnementaux dangereux que nous avons mentionnés plus tôt. Le cancer est une réaction de tout l'organisme, et les tumeurs apparaissent aux endroits les plus vulnérables du corps. Chez les fumeurs et mineurs, cela pourra être les poumons ; chez la femme, le sein ou les organes pelviens ; chez les personnes en surpoids, l'estomac ou les intestins.

Par conséquent, nous nous opposons fermement à l'élaboration de conclusions sur le cancer basées sur les Bio-grammes. L'image pourra dépendre de bien d'autres facteurs qui sont difficiles à prendre en compte : stade de cancer, traitement utilisé, niveau d'énergie humaine, etc. Lors de l'analyse des patients atteints de cancer, la tâche principale est d'encourager la personne à utiliser des méthodes additionnelles d'aide, comme la nourriture, les minéraux ou les compléments alimentaires appropriés.

Nous connaissons de nombreux cas où, par la méditation, l'exercice et une alimentation particulière, les gens ont pu arrêter le processus tumoral. C'est pourquoi, nous conseillons et encourageons toujours les patients à utiliser toutes les méthodes possibles. Mais cela ne garantit pas toujours le résultat. Nous connaissons des cas où des personnes ayant utilisé tous les moyens possibles, dont l'aide des meilleurs médiums, ne semblent que retarder l'inévitable développement de leur cancer et doivent finalement se tourner vers un traitement plus traditionnel.

Sans aucun doute, le stress est un facteur clé dans l'apparition et le développement du cancer. Un stress permanent, comme nous l'avons vu, affaiblit tous les systèmes de protection du corps, et le stress aigu peut être un déclencheur du développement des cellules cancéreuses. Les premiers soins à apporter à un patient atteint de cancer seraient la réduction du stress et la résolution de conflits internes. Comme nous le verrons dans l'exemple suivant, dans certains cas, même une thérapie de régression (retour à des vies précédentes) peut jouer un rôle important dans le processus thérapeutique.

La médecine moderne a fait de grand progrès dans le traitement de différents types de cancers par la chirurgie, la radiothérapie et la chimiothérapie, ainsi que par des médicaments. Dans les stades précoces de nombreux types de cancers, un rétablissement presque complet peut être possible, et les gens peuvent vivre une vie normale pendant de longues années. Mais bien sûr, il reste toujours plus de questions que de réponses.

Par conséquent la tâche des experts, non pas du cancérologue, est d'aider le patient avec des méthodes additionnelles (la nourriture et l'eau en sont les ingrédients clés) pendant et après le traitement standard.

EXEMPLE YA KLP

Sexe F, âge 70
Diagnostic : Lésions
néoplasiques dans
l'angle colique droit.
La surface de la
tumeur est irrégulière, rugueuse, sanglante.
Analyse Bio-Well
Stress   2.45 normale
Énergie   62.29 normale
Équilibre   91.85 normale
État de santé   normale

Réserve d'énergie   83% élevée

Yin-Yang   Yang de la rate: bas
                Yang de l'intestin grêle: élevé
                Déséquilibre sur 6 organes

Energie des organes   Cæcum: énergie élevée
                Iléon : énergie basse
                Jéjunum : énergie basse
                Pancréas : énergie basse
                Appendice : énergie élevée
                Système nerveux : énergie basse
                Système immunitaire : énergie basse

Attention principale portée aux doigts.
De nombreuses formations en forme de kyste sur plusieurs doigts.

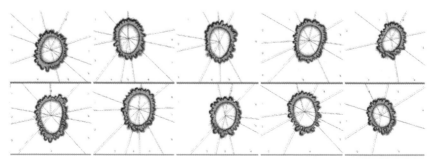

EXEMPLE YA KUT

Sexe F, âge 85

Diagnostic : Une tumeur dans la section ascendante du côlon et des polypes dans le côlon sigmoïde type 1sp (selon la classification de Paris). Il y a aussi une exacerbation des pyélonéphrites chroniques sur la droite, une exacerbation de la cystite chronique, un kyste sur le rein gauche et une aggravation de la gastrite chronique. Son niveau d'hypertension est au Stade II, indiquant un haut niveau de risque.

Analyse Bio-Well

Stress   2.54 normale

Énergie   62.2 normale

Équilibre   91.8 normale

État de santé   normale

Réserve d'énergie 76% optimale, excès dans le côlon sigmoïde, et la zone des glandes mammaires.

Yin-Yang   Yang du gros intestin : bas

Yang de la vésicule biliaire : bas

Déséquilibre sur 14 organes

Côlon descendant, côlon sigmoïde, rectum et cæcum : énergie élevée

Côlon ascendant et vésicule biliaire : énergie basse

Système urogénital : énergie élevée

Système nerveux : énergie basse

Système immunitaire : énergie est basse

Attention principale portée sur les doigts.

Il y a de nombreuses formations en forme de kyste sur différents doigts, liés aux reins en particulier, et très agressives sur le doigt 2L

Le petit doigt montre un haut niveau de bruit.

Dans ce cas, les problèmes de la personne se sont accumulés sur de nombreuses années avant le développement du cancer, qui est maintenant au stade final. En même temps, à 85 ans, une telle lecture est assez compréhensible. En ce qui concerne le Diagramme de la Réserve d'énergie, elle a encore beaucoup de réserves d' énergie et pourrait vivre encore longtemps, si elle en éprouve le désir.

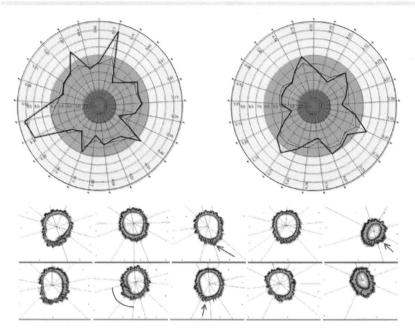

EXEMPLE YA MLM

Sexe F, âge 59

Diagnostic : Cancer du côlon transverse (T3 N0M0) Stade 2. Adénome tubulo-villeux du côlon sigmoïde. Maladie des artères coronaires, angine de poitrine, athérosclérose des vaisseaux cérébraux et du cœur, hypertension de niveau 1. Bronchite chronique avec composant asthmatique, emphysème; pyélonéphrite chronique sans exacerbation.

Analyse Bio-Well

Stress	3.1 anxiété
Énergie	50.8 normale
Équilibre	91.9 normale
État de santé	normale

Réserve d'énergie 47% optimale ; mais dans ce cas la ligne de réserve est à l'intérieur de la ligne État de Santé.

Yin-Yang
Yang de l'intestin grêle : bas.
Yang de la vésicule biliaire : élevé
Yang du triple réchauffeur : bas
Yang de l'estomac : bas
Yin de la rate : bas
Yin du péricarde : bas

Comme nous le voyons, l'Energie des méridiens liés à la zone de l'abdomen est basse

Déséquilibre sur 9 organes
Système cardiovasculaire : énergie basse
Système endocrinien : énergie basse
Système musculo-squelettique : énergie basse
Système digestif : énergie basse
Système nerveux : énergie basse
Système immunitaire : énergie basse

Nous portons l'attention principale sur les doigts.

De nombreuses structures en forme de bulles sur plusieurs doigts liés aux organes et systèmes malades.

Le cancer est le dernier stade d'un long processus lié aux 4 Piliers de la Santé.

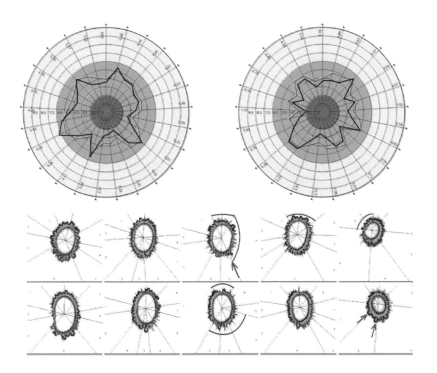

EXEMPLE JA NZH

Sexe M, âge 54

Diagnostic : Adénocarcinome du côlon sigmoïde, avec implication du grand épiploon, le mésentère du côlon a des abcès et effondrement du T4 No Mo. Obstruction Intestinale. Hypertension stade 3 de risque 4. Gastrite chronique. Conséquences d'un AVC dans l'hémisphère droit en 2007. Cérébrosclérose. Admise à l'hôpital en urgence pour des douleurs sur le côté gauche de l'abdomen, hyperthermie 38° C.

Analyse Bio-Well

Stress   3.12 anxiété

Énergie   59.8 normale

Équilibre   98.9 normale

État de santé   normale

Réserve d'énergie 70% optimale, excès dans le sacrum, la prostate et les zones respiratoires.

Yin-Yang   Yang de la vessie : énergie élevé
                  Yang de l'estomac : énergie basse
                  Yin du péricarde : énergie basse
                  Déséquilibre sur 9 organes

Rectum : énergie élevée

Côlon descendant et ascendant et iléon : énergie basse

Système urogénital : énergie élevée

Zone abdominale : énergie basse

Système nerveux : énergie basse

Doigts sur les Bio-grammes nous observons de nombreuses structures en forme de bulles.

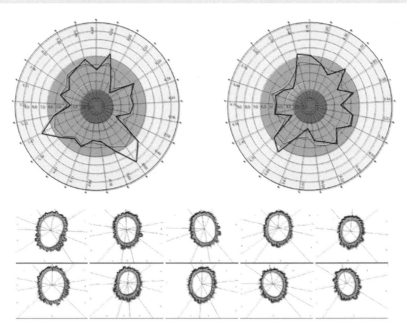

EXEMPLE YA SDA

Sexe M, âge 75

Diagnostic : Cancer du côlon, polypes du côlon. Diverticuloses du côlon sigmoïde. Tachysystolie atriale. Hypertension stade 2. Perte auditive Neurosensorielle. Gastrite chronique, duodénite.

Analyse Bio-Well

Stress   3.3 anxiété

Énergie   65.2 normale

Équilibre   91.0 normale

État de santé   normale

Réserve d'énergie 88% élevée, excès dans les zones de la respiration, la gorge, la prostate, urogénital, le foie, et le cæcum.

Yin-Yang   Yin des poumons : énergie basse.

                    Yin du foie : énergie basse

                    Yin des reins : énergie basse

                    Yang du gros intestin : énergie basse

                    Yang de la vessie : énergie basse

Comme nous le voyons, l'énergie des méridiens liés aux zones de l'abdomen est basse.

Déséquilibre sur 6 organes

          Système respiratoire : énergie élevée.

          Système urogénital : énergie élevée.

          Côlon sigmoïde, rectum et cæcum : énergie basse

          Foie et appendice : énergie basse

          Système nerveux : énergie basse

Attention principale portée aux doigts.

D'importantes formations en forme de nuages sur le doigt 2R et les doigts 1R, 1L.

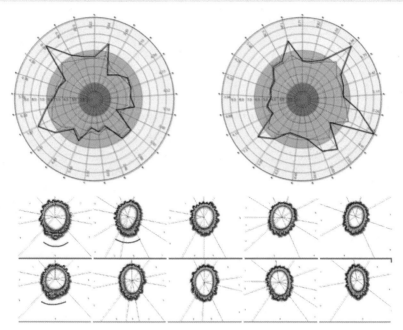

EXAMPLE YA VEP

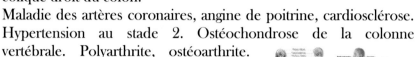

Sexe F, âge 85

Diagnostic : Lésion néoplasique du côlon descendant. Formation de type épithélial dans l'angle colique droit du côlon.

Maladie des artères coronaires, angine de poitrine, cardiosclérose. Hypertension au stade 2. Ostéochondrose de la colonne vertébrale. Polyarthrite, ostéoarthrite. Rhinite chronique.

Analyse Bio-Well
Stress   3.1 anxiété
Énergie   52.3 normale
Équilibre   93.7 normale
État de santé   normale

Réserve d'énergie 48% optimale, excès dans les vaisseaux coronariens et le sacrum.

Yin-Yang   Yin des reins : énergie basse
                  Yin du péricarde : énergie basse
                  Yang du gros intestin : énergie basse
                  Yang de l'estomac : énergie basse

Comme nous le voyons, l'énergie des méridiens liés aux zones de l'abdomen est basse   Déséquilibre sur 14 organes
                  Système digestif : énergie basse
                  Système nerveux : énergie basse
                  Système immunitaire : énergie est basse

Attention principale portée aux doigts

Toutes les images des doigts son tfaibles, avec de nombreuses structures en forme de bulles.

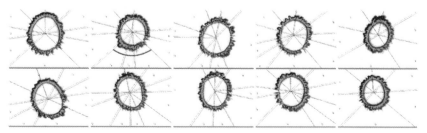

EXEMPLE YA IZP

Sexe F, âge 72

Diagnostic : Lésion néoplasique - Adénocarcinome du côlon ascendant avec sténose de la lumière intestinale et   par inflammation focale.   Polype hyperplasique du côlon descendant.   Inflammation de la glande surrénale droite. Néoplasie épithélial de type 1s du côlon descendant. Diverticulose du côlon sigmoïde.   Maladies des artères coronaires , cardiosclérose athérosclérotique.   Hypertension au stade 2 Varices des extrémités inférieures.

Analyse Bio-Well

Stress   3.5 anxiété

Énergie   51.3 normale

Équilibre   77.4 bas

État de santé   normale

Réserve d'énergie 50% optimale, excès dans les zones respiratoires, le foie et le rein gauche.

Yin-Yang   Yin du foie : énergie basse
                  Yin du péricarde : énergie basse
                  Yang de la vésicule biliaire : énergie basse
                  Yang de l'estomac : énergie basse

Comme nous le voyons, l'énergie de plusieurs méridiens liés à la zone de l'abdomen est basse.

                  Déséquilibre sur 18 organes

Tête : énergie basse

Système musculo-squelettique : énergie basse

Système urogénital : énergie basse

Système immunitaire : énergie basse

Côlon descendant, cæcum, jéjunum, foie et vésicule biliaire : énergie basse

Zone abdominale : énergie basse

De nombreux défauts et trous sur les Bio-grammes.

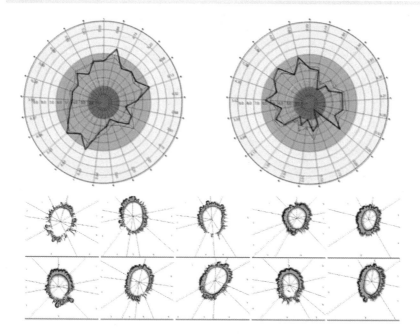

EXAMPLE YA KAP

Sexe M, âge 64
Diagnostic : Tumeur du côté droit du côlon. Tumeur épithéliale
du côlon descendant et sigmoïde. Complications : occlusion
intestinale aigüe de l'intestin. Maladie des artères coronaires,
angine de poitrine stable. Hypertension. Ulcère
gastroduodénal. Cystite chronique. Pyélonéphrite chronique.
Maladie du dos. Névralgie intercostale sur la gauche.

Analyse Bio-Well

Stress	2.9	normale
Énergie	82.5	élevée
Équilibre	98	normale
État de santé	élevée	

Réserve d'énergie 100% très élevée,
élevée dans les zones respiratoires, la gorge, le foie, le sacrum, les
zones urogénitales et le cæcum.

Yin-Yang
      Yin des poumons : énergie basse
      Yin du foie : énergie basse
      Yin de la rate : énergie basse
      Yin des reins : énergie basse
      Yin du péricarde : énergie basse
      Yang de l'intestin grêle : énergie basse
      Yang du gros intestin : énergie basse
      Yang de la vésicule biliaire : énergie basse
      Yang du triple réchauffeur : énergie basse
      Yang de l'estomac : énergie basse
      Yang de la vessie : énergie basse

L'énergie de la plupart des méridiens est élevée.

Déséquilibre sur 4 organes

L'énergie de tous les systèmes et organes est élevée

Attention principale portée aux doigts
Les images des doigts, sauf 1R et 3R, semblent normales.

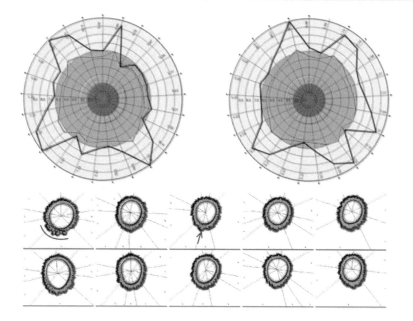

EXEMPLE YA KVG

Sexe M, âge 64

Diagnostic : Cancer du côlon descendant, hémicolectomie du côté gauche en 2011. Maladie des artères coronaires, cardiosclérose athérosclérotique. Hypertension au stade 3. Gastrite chronique, rémission. AVC et craniectomie en 2001.

Analyse Bio-Well

Stress   2.8 normale

Énergie   58.3 normale

Équilibre   69.9 bas

État de santé   normale

Réserve d'énergie 60% optimal, excès dans la gorge, le foie, le sacrum et le cæcum

Yin-Yang   Yin du cœur : énergie basse

Yin des poumons : énergie élevée

Yin du fois : énergie élevée

Yin de la rate : énergie basse

Yang de la vésicule biliaire : énergie élevée

Yang de l'estomac : énergie basse

Yang du triple réchauffeur : énergie basse

Yang de la vessie : énergie basse

Comme nous le voyons, l'énergie des méridiens liés aux zones de l'abdomen est basse

Déséquilibre sur 17 organes

Système respiratoire : énergie élevée

Système endocrinien : énergie basse

Système nerveux : énergie basse

Système immunitaire : énergie basse

Côlon descendant, sigmoïde, rectum : énergie basse

Cæcum, foie, vésicule biliaire, énergie : élevée

Pancréas : énergie basse

Zone abdominale : énergie basse

Attention principale portée aux doigts.

De nombreux défauts en forme de bulles sur différents doigts.

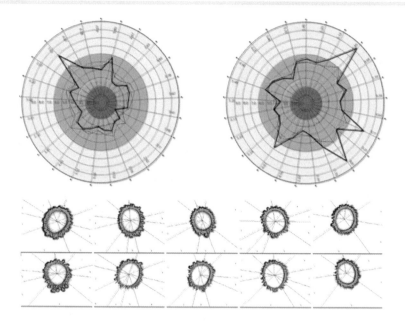

EXEMPLE YA RVV

Sexe M, âge 68
Diagnostic : Tumeur de la région recto-sigmoïde du côlon, compliquée par une occlusion aigüe. Maladies des artères coronaires, arythmie supra ventriculaire prématurée. Bronchite chronique en rémission, pneumo-sclérose diffuse, emphysème des poumons. Diverticulose de la partie gauche du côlon. Adénocarcinome moyennement différencié du côlon sigmoïde. Angine de poitrine. Infarctus du myocarde (en 2001). Hypertension au stade 2, haut risque.

Analyse Bio-Well

Stress	2.4	normale
Énergie	77.9	élevée
Équilibre	93	normale
État de santé		normale

Réserve d'énergie 100% très élevée, excès dans les zones respiratoire, de l'épiphyse, du rectum et du sacrum

Yin-Yang
Yin des poumons : énergie élevée
Yin du foie : énergie élevée
Yin des reins : énergie élevée
Yin du péricarde : énergie élevée
Yang du gros intestin : énergie élevée
Yang de la vésicule biliaire : énergie élevée
Yang du triple réchauffeur : énergie élevée
Yang de la vessie : énergie élevée

Comme nous le voyons, l'énergie de nombreux méridiens est élevée. Déséquilibre sur 6 organes

L'énergie de tous les systèmes sauf le système immunitaire est élevée.

Attention principale portée aux doigts
Rien à signaler sur les Bio-grammes.

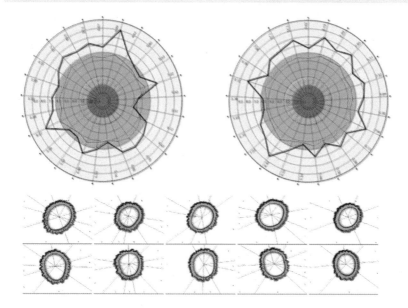

EXEMPLE YA SND

Sexe F, âge 72
Diagnostic :
Adénocarcinome
moyennement
différencié du côlon
sigmoïde. Angine de
poitrine. Infarctus du myocarde (en 2001).
Hypertension au stade 2, haut risque.

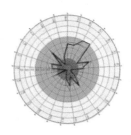

Analyse Bio-Well

Stress   6.5 élevée

Énergie   40.2 normale

Équilibre   97 normale

État de santé bas, image en forme d'étoile

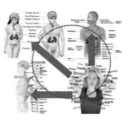

Réserve d'énergie 0% très basse, image en forme d'étoile

Yin-Yang   L'énergie de tous les méridiens est basse ou très basse (sauf les poumons)
Comme nous le voyons, l'énergie de presque tous les méridiens est basse. Déséquilibre sur 17 organes
L'énergie de tous les systèmes et organes est basse (sauf le système respiratoire)
Attention principale portée aux doigts
Images très déformées.

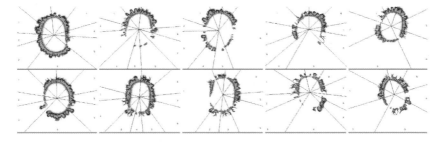

EXEMPLE YATVT

Sexe M, âge 86

Diagnostic : Cancer du
côlon descendant, hémi
colectomie du côté gauche
en 2011. Maladie des
artères coronaires.

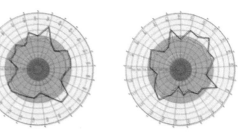

cardiosclérose athérosclérotiqu.
Hypertension au stade 3. Gastrite chronique,
rémission. AVC et craniectomie en 2001.

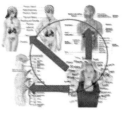

Analyse Bio-Well

Stress   2.6 normale
Énergie   67.7 normale
Équilibre   99 normale
État de santé   normale

Réserve d'énergie 95% très élevée, excès dans
le système respiratoire, la zone cérébrale, la gorge,
le sacrum et le cæcum.

Yin-Yang   Yin des poumons : énergie élevée
                  Yang de la vessie : énergie élevée
                  Déséquilibre sur 4 organes

                  Système respiratoire : énergie élevée
                  Côlon descendant : énergie très basse
                  Rectum et cæcum : énergie élevée

Attention principale portée aux doigts

De nombreuses structures en forme de bulles sur différents doigts.

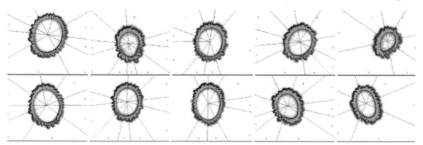

CANCER PROSTATE V

(pour la plupart des patients, défauts sur les doigts 2R et 2L)

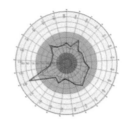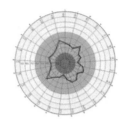

Sexe M, âge 62

Diagnostic : Cancer de la prostate, diagnostiqué il y a un an. Traitement palliatif.

Analyse Bio-Well

Stress	2.7	normale
Énergie	47.7	normale
Équilibre	9.5	normale
État de santé	bas	

Réserve d'énergie 17% basse, excès dans les zones du rectum, urogénitales et la rate

Déséquilibre sur 6 organes

Système cardiovasculaire : énergie élevée

Système endocrinien : énergie basse

Système musculo-squelettique : énergie basse

Système nerveux : énergie basse

Système digestif : énergie est basse

Attention principale portée aux doigts

Défauts agressifs sur les doigts 2R et 2L, indiquant un grand risque de développement de tumeur. Des analyses plus poussées sont nécessaires pour permettre au docteur d'établir un traitement.

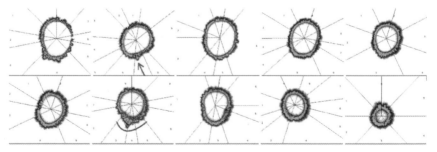

CANCER CAS D'ANA OLIVA

Sexe F, âge 72

Diagnostic : Leucémie; décédée d'un AVC 2 jours après l'analyse.
Analyse Bio-Well
Stress   3.90 anxiété
Énergie   53.5 normale
Équilibre   93 normale
État de santé   bas

Réserve d'énergie 46% optimale, excès dans les vaisseaux
coronaires, les glandes mammaires et le foie.

Déséquilibre sur 12 organes

Système cardiovasculaire : énergie basse

Système musculo-squelettique : énergie basse

Attention principale portée aux doigts

Toutes les images sont absolument anormales.

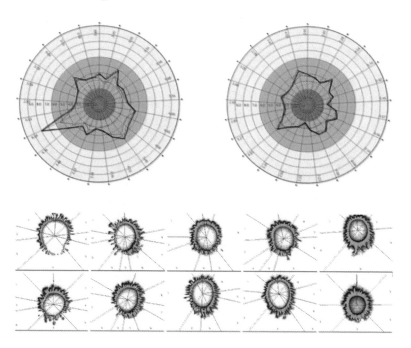

CANCER RJ CP

Sexe M, âge 66

Diagnostic : Tumeur dans la poitrine (pas plus d'informations).
Décédé quelques jours après l'analyse.
Analyse Bio-Well
Stress   3.1 anxiété
Énergie   96.8 élevée
Équilibre   92 normale
État de santé   normale

Réserve d'énergie 100% très élevée, excès partout
                    Déséquilibre sur 2 organes
Tous les systèmes : l'énergie est élevée.
Les Bio-grammes des doigts sont très forts, avec des défauts sur les
doigts 2, 3, 4, 5. La Réserve et le trop plein d'Energie fournissent
des informations essentielles à la compréhension de la situation.

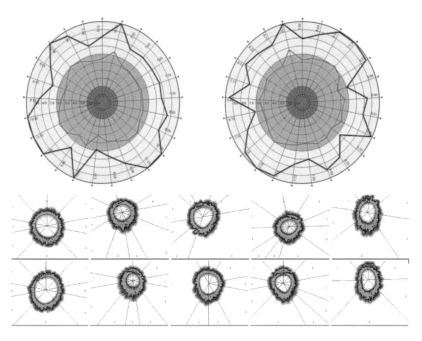

CANCER DE L'ESTOMAC
EXEMPLE 014815

Sexe M, âge 72

Diagnostic : Cancer de l'estomac, chirurgie prévue.
Analyse Bio-Well

Stress   2.8 normale

Énergie   30.3 basse

Équilibre   92 normale

État de santé   très basse

Réserve d'énergie 0% très basse Déséquilibre sur 11 organes
Énergie basse sur tous les organes

Attention principale portée aux doigts

Toutes les images sont absolument anormales; en forme d'étoile.

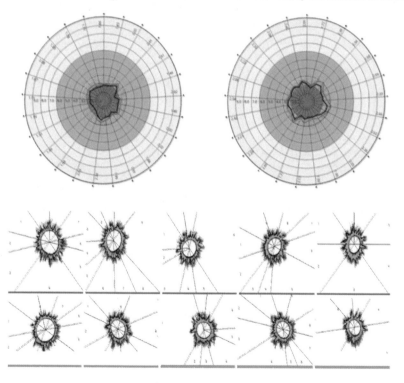

Cas de Femme Souffrant de Cancer de la Vessie et d'Hyperplasie de l'Endomètre : Evaluation Bio-Well et Endobiogénique

Médecin traitant: Amy E Chadwick, ND, FACEMIP
Aide spirituelle et médicale : Révérend Tiffany Barsot

Résumé des Antécédents Médicaux
Novembre 2014 : Le patient a été orienté vers le Dr Chadwick après la thermographie et le Dr Chadwick l'a envoyé chez le révérend Barsotti pour y effectuer un travail émotionnel et sur son subconscient, qui commença en décembre 2014.
Femme de 63 ans avec : Cancer de la vessie : récurrence .
Carcinome in situ, urothélial papillaire.
Leucoplasie.
Hyperplasie de l'endomètre.
A subi une ablation des lésions de la vessie.
Deuxième chirurgie pour ablation des tissus voisins (Mars 2014).
Réapparition après 6 mois.

Vaccin bilé de Calmette et Guérin (BCG) traitement sur 6 semaines
Urine : Cellules urothéliales atypiques, dont de larges cellules
    atypiques dégénératives suspectées d'être malignes.
3 tumeurs: carcinome urothélial papillaire de haut-grade et
    carcinome urothélial plan non infiltrant, pas de fibres
    musculaires.
Le chirurgien conseille l'ablation de la vessie en raison de la
    récidive.
PET scan négatif pour métastases.
Infections de la vessie récurrentes: conduisant au diagnostic de
    cancer de la vessie.
Kyste ovaire: côté droit.
Traitement hormonal discontinu sur des années.
Recherches d'alternatives. Elle pense pouvoir se soigner de
    manière naturelle.

Hyperplasie de l'endomètre.

Elle a pris des hormones biodentical BHRT. Arrêtées en 8/2014 juste avant de découvrir l'hyperplasie.

Antécédents menstruations : cycles assez longs. Acné lors de l'ovulation, régulier.

Sensibilité des seins.

Elle pense avoir plus de poils que la moyenne sur les jambes, cuisses et mamelons.

Activité sexuelle à 16 ans, mariée. Divorcée 10 ans plus tard.

Utérus rétroversé, rapports douloureux jusqu'au deuxième accouchement.

Ménopause à 60 ans. Symptômes de la ménopause, fatigue et confusion mentale. Légères bouffées de chaleur la nuit. Traitement hormonal basé sur les analyses plus que les symptômes.

Sommeil : Prend de la mélatonine. Se réveille occasionnellement à 3h. Rumination de pensées parfois.

Elle dort de 22h à 8h.

Rêves: ne se rappelle pas.

Appétit: semble avoir diminué.

Envies: sel et graisse.

Boit 2 verres de vin le soir.

Pas de régime : le régime sans gluten n'a pas réduit les ballonnements.   énergétique

Appareil digestif: flatulences et ballonnements. Estomac toujours détendu. Les Sels biliaires empirent les flatulences. Les probiotiques lui donnent un transit régulier. Acidité de temps en temps, petite hernie hiatale.

Traitement actuel

Stratégies : Son équip
Aide, Spirituelle/Médicale.

Guérison reconnective.

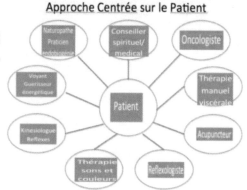

Mise en Place de l'Equipe de Guérison: une Approche Centrée sur le Patient

Chiropracteur, travail énergétique, prescription de suppléments
Réflexologie.Travail dentaire.

Test musculaire à faire soi-même.

Homéopathie.

Drainage lymphatique.

Guérison Sons/Lumières.

Chiropracteur/Guérisseur intuitif/Medium.

Urologue/Oncologue.

L'objectif avec cette cliente était de :

1. La faire accéder à ses propres émotions : travail de connaissance de soi.
2. Identifier les blocages subconscients empêchant la guérison
3. Guérir ces blocages.
4. Thérapie intégrative : une série de voyages dans le subconscient.
5. Thérapie «Hand on»
6. Thérapie «Hands off»
7. Méthode «Counseling» : un voyage guidé qui permet de libérer les autres et nous-même des conflits que nous portons.
8. La thérapie de la Ligne du temps : travail sur le pardon.
9. Numérologie ésotérique.
10. Harmonisation énergétique avec diapasons.

Liste de Suppléments Pre-EndobiogéniqueTx

Sealogical : 7 seavegetables (algues) Ultra, 5000IU (+A, K, B6), My Community Immune Support, Mushroom(Champignon), Barlean-Flax oil (Huile de lin), RegenerRx Homoeopathic, Thyroxinum 30 C, Argentum nitricum, gelsemium, hyoscyamus, viscum album, Rhustox, Custom Homeopathic (Zyto)(115 frequencies/dosages).

Future Plex : Flower Essences (essences de fleurs), Cell Food, Terrain Zyme, Curcumine; Xymogen–Pepsin X, CytozymeFHY–thymus, superoxide dysmutase, catalase. Best of Greens, Bicarbonate de sodium, Cipex : Bile (liver formula/formule foie), Immune Equilibre–bovine colostrum, 5HTP, Uri-Cleanse, Bladder-Pro, Pecta-Sol Detox Advanced Bionutrients, Super B Zyme, Selenium, Whole Mega ; Ultimate 3 Biotic, Plu-zyme,

Probio-max, Melatonin, Mg infusion, Active Folic acid5HTP, Oral Probiotic Cavity.

Puis seulement ces suppléments : Cipex : Bile (liver formula/ formule foie), Pink salt(sel rose), Sealogical : 7 Sea Vegetables (algues) – 6 compte-gouttes entiers, Ultra D 5000IU (+A, K, B6) – new, Curcumine + Poivre noir.

Nouveaux Traitements

Régime : Riche en fibres, beaucoup de légumes, un peu de poisson. Pas de sucre. Limitez les produits laitiers, un peu de lait de chèvre. Œufs, uniquement Bio. Ne plus boire de vin.

Vitamine C Tamponnée 1500 mg.

Phytocalm : 2 capsules deux fois par jour.

Essences florales Hélianthème, Aconit, Andromède.

BladderTropic Tea (thé pour la vessie) : Chiendent officinal, Raisins d'ours, Reine-des-prés.

Teinture Gonado-thyréotrope : Lithospermumruderale Lycopus virginiana, Bourrache officinale, Fabiana imbricata.

Teinture surrénales-vessie: Cassis, Aulne noir, Bouleau blanc, Hamamélis virginiana. Suppositoire: Pelvic Cleanse EO (Cyprès, sauge, Camomille Marocaine, Millefeuille) + CamomilleAllemande.

A la mi-octobre, nous ajoutions une modalité et un praticien d'harmonisation énergétique. Cette modalité utilise des diapasons d'une manière particulière autour du champ énergétique et du corps, ce qui aide à déplacer l'énergie bloquée.

Le 22 septembre 2015, nous avons fait un grand pas, par la révélation d'une interruption de grossesse.

Le pire était que nous ne pouvions pas faire descendre les niveaux de TSH et d'estrogènes et ça ne devrait pas être le cas chez une femme ménopausée. Le Dr Chadwick et moi, ne comprenions pas pourquoi. Finalement, lors d'une session de ligne du temps avec moi nous avons découvert qu'elle gardait honteusement le secret d'une grossesse à laquelle elle avait mis fin de nombreuses années auparavant, cela expliquait les hauts niveaux d'estrogènes et de TSH. Nous avons travaillé sur la honte et elle s'est pardonnée.

Après quelques semaines, elle a pu lâcher prise et se détacher de ce bébé à un niveau de son âme, ses niveaux d'estrogènes et de TSH revinrent à la normale. Cela fait quatre mois et les niveaux se sont maintenus stables. Les résultats des analyses d'urines ne montrent pas de cellules cancéreuses identifiables.

La patiente pense avoir remporté une victoire ! Et je pense que c' est effectivement le cas ! Elle a conservé sa vessie alors que plusieurs docteurs lui avaient conseillé de s'en défaire.
Analyse Bio-Well MV de Tiffany sur Medic/Medic

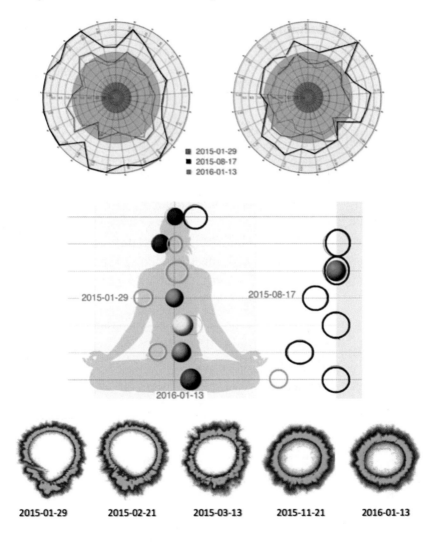

Comparaison de Couples

J'ai toujours voulu effectuer des mesures de personnes amoureuses. L'amour est l'émotion la plus forte avec la haine, elles ne sont que les deux faces d'une même monnaie. Nous savons que les personnes amoureuses passent à un État de Conscience Modifié : elles ne peuvent évaluer la réalité, elles pensent que l'autre personne fait partie de leur propre réalité, et il a été prouvé que dans cet état, les gens agissent comme un seul être, et ils ont donc des systèmes d'énergie très similaires.

L'observation des photographies Kirlian de personnes amoureuses fut très intéressante, leurs images Kirlian fusionnent, ce qui est étrange d'un point de vue classique.

Avec Bio-Well, nous avons fait de nombreuses observations de personnes amoureuses et/ou habitant ensemble depuis longtemps. Très souvent nous voyons que leurs Diagrammes d'Énergie correspondent l'un à l'autre. Vous pouvez en voir plusieurs exemples ci-dessous.

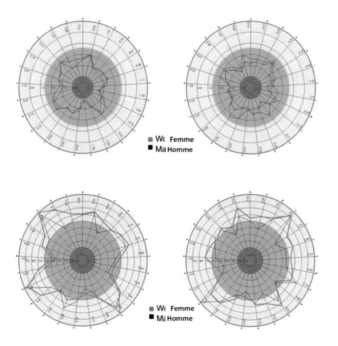

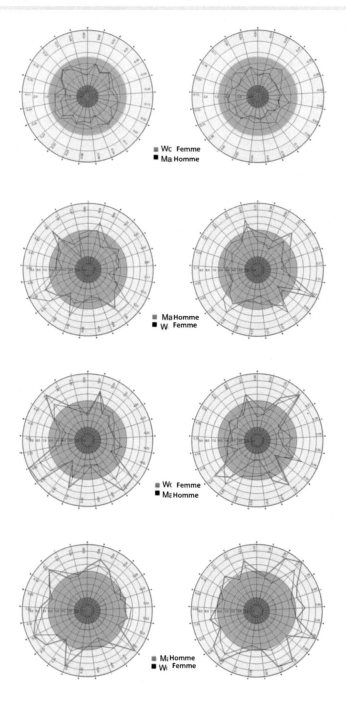

Conclusion

La technologie Bio-Well est en constante évolution. Nous développons continuellement de nouveaux logiciels et les incluons dans les mises à jour après les avoir testé. (Il est vrai que quelque fois nous n'avons pas le temps d'écrire des instructions détaillées pour les nouveaux logiciels, mais nous faisons de notre mieux). Les programmes Bio-Well sont aujourd'hui disponibles en 13 langues, et la gamme des langues disponibles s'élargit constamment. Plus de 1 000 personnes dans 70 pays bénéficient du système Bio-Well, et nos principaux centres sont situés dans le Colorado, aux USA, à Narva, en Estonie, et à Hong Kong. Les recherches principales et le développement se font à Saint-Pétersbourg, en Russie et à Hong Kong.

Nous formons une bonne équipe, dirigée par Dmitry Orlov, Dmitry Rostovsky, Alexey Grigoriev et Steve Grantowitz, et nous essayons de résoudre rapidement tous les problèmes qui surgissent. (Nous savons bien que la vie serait ennuyeuse sans problèmes). En même temps, nos avancées seraient impossibles sans l'aide et le support des partenaires et représentants Bio-Well dans plusieurs pays. C'est notre famille, notre équipe, et sans leur coopération et support, un travail efficace n'aurait pas été possible. Cela prendrait trop de place d'établir une liste, et de plus, il y a toujours le risque qu'un nom ne soit pas cité, ce qui serait dommage.

Nous devons mentionner un nouveau projet en partenariat avec Young Living Company. Nous avons créé une gamme spéciale pour eux, appelée Vivalign, où après la lecture des doigts, le programme suggère une liste d'huiles essentielles recommandées pour la personne.

Dans un futur proche, un nombre de projets intéressants verront le jour. Tout d'abord, il y a un nouveau modèle de Bio-Well avec une batterie intégrée rechargeable. Il ne sera pas dépendant d'ordinateurs et pourra être utilisé avec un téléphone portable ou une tablette. L'échange d'information se fera par Bluetooth. Bien sûr, le programme sera un peu différent, mais sa nature restera la même. Vous pourrez accéder à votre compte depuis votre ordinateur et votre téléphone portable. Cela ouvre la porte à l'utilisation de Bio-Well à la maison.

Un des avantages essentiels de la technologie Bio-Well est la possibilité de suivre l'état de la personne pendant la durée du traitement, qu'il s'agisse d'exercices physiques ou mentaux. Comme nous le voyons dans ce livre, un suivi est nécessaire aussi bien pour le patient que pour le docteur. L'idéal serait de recevoir cette information de manière quotidienne. Maintenant, cela est possible par la prise de la température, de la tension artérielle et des niveaux de sucre.

Voici notre projet:

1. Les docteurs offrent à leurs patients la possibilité de louer (ou d'acheter) l'appareil Bio-Well avec une tablette préprogrammée. Cela inclurait une souscription pour un certain temps ainsi qu'un BioCor pour la maison. Le patient reçoit alors un système complet préparé, et il faudrait le former uniquement à la capture de Bio-grammes.

2. Sur leur écran, les patients ne voient que les informations de base : Champ Energétique, Chakras, Analyse et Biorythmes, sans la description des organes ou systèmes. Sur l'écran le patient voit un grand bouton préprogrammé "Envoyer au Docteur." De cette manière, le docteur reçoit régulièrement des informations sur l'état du patient (bien sûr, avec l'information complète dans sa base de données) et il peut contrôler le traitement et appeler le patient en cas d' informations préoccupantes. Cela peut être spécialement important pour les patients lors de la grossesse ou qui souffrent de cancer de la prostate, ou de troubles chroniques.

3. L'application du Client ne requiert pas d'autorisation de l'administration sanitaire, car elle ne fournit pas d'information médicale.

4. Les docteurs recevront des intérêts sur la vente de l'appareil (un programme de location devra être mis en place) ainsi que sur la souscription du patient. Cela aidera à l'expansion de Bio-Well auprès de la clientèle.

Un autre projet est le Bio-Well Pro, un appareil avec un grand écran, avec une puissance et une fréquence variable sur une large. C'est une nouvelle version de GDV Pro, qui se base sur les avancées technologiques, avec plus d'options pour l'analyse des données, dont des dynamiques. Il nous permettra d'étudier l'eau, les liquides, les plantes, les cristaux, et bien d'autres objets qui nous entourent. Evidemment, Bio-Well Pro fonctionnera avec le capteur Spoutnik. Enfin, le prix de l'appareil sera bien moindre que celui de l'appareil GDV Pro.

Un autre projet est le Bio-Well 10F, permettant un scan simultané des 10 doigts. Cet appareil est plus encombrant que Bio-Well (et coûte plus cher), et il sera utile dans les grands centres pour un travail sur place et il offrira la possibilité d'être utilisé avec les pieds.

Toutes ces avancées sont à l'essai dans nos laboratoires. Nous espérons pouvoir vous les offrir dans les mois qui viennent.

Une partie importante de notre travail est la recherche. Nous ne faisons que commencer à découvrir le mystère des champs énergétiques, et un grand potentiel de recherche s'étend devant nous, dans les domaines de la médecine, de la biologie, de la science de la conscience, et bien d'autres encore. Chaque année, des centaines de docteurs, chercheurs et autres personnes intéressées par les nouvelles avancées scientifiques se rassemblent à Saint-Pétersbourg, pour le Congrès Scientifique International Annuel "Science, Information, Esprit," qui a lieu depuis plus de vingt ans (www.sis-congress.com). C'est la meilleure époque pour visiter notre ville: le temps des nuits blanches, les musées, les festivals, où vous pouvez admirer la beauté, l'art et participer aux échanges intellectuels toute la journée. Nous vous invitons à venir nous rejoindre et à participer à la création d'un nouveau paradigme scientifique.

The International Union of Medical and Applied Bioelectrography
Saint Petersburg Federal Research Institute of Physical Culture and Sport
Bio-Well Co (USA, EU, Russia)

Congrès Scientifique International
"SCIENCE. INFORMATION. ESPRIT"

www.sis-congress.com
www.bio-well.com

Premier week-end de juillet,
Saint-Pétersbourg, période des Nuits Blanches

Chers amis et collègues,

Chaque année depuis 20 ans, nous prenons part à ce formidable événement à Saint-Pétersbourg. Son but principal est de rassembler des gens du monde entier, d'échanger des idées, des résultats et des projets dans le domaine des limites de la science et avant tout, dans le domaine de l'exploration des Champs Énergétiques qu'ils soient humains ou de la nature.

Il s'agit d'un congrès scientifique, mais il ne s'adresse pas seulement aux scientifiques et chercheurs, des conférences publiques de scientifiques russes, européens, américains et asiatiques sont sélectionnées pour un large public.

Plusieurs années, nous avons eu des présentations réalisées par des scientifiques pionniers connus dans le monde entier ou des chercheurs ayant obtenu des résultats intéressants mais pas assez de données pour pouvoir publier dans les revues scientifiques. Nous y proposons des présentations orales en sessions plénières ou sous forme de poster, selon la décision du comité d' organisation. Les participants de différents pays peuvent échanger avec les autres pendant les pauses, ce qui permet la mise en place d'une communauté internationale d'amis et de collègues travaillant dans le même domaine. C'est une chance unique de pouvoir discuter avec des scientifiques de renom venant du monde. Tous les articles sélectionnés sont publiés dans le compte-rendu du Congrès et présentés sur Internet.

Toutes les conférences sont traduites en anglais et en russe. Si une délégation d'un pays particulier venait à participer, des traductions dans d'autres langues sont disponibles.

Le mois de juillet à Saint-Pétersbourg est la meilleure période pour visiter notre ville. C'est la période des Nuits Blanches, quand vous pouvez vous promener toute la nuit sous un soleil brillant. Saint-Pétersbourg est située dans le nord de l'Europe, donc en été nous avons des Nuits Blanches (mais en hiver, des Jours Sombres). La ville est sûre et il y a de nombreuses personnes dans la rue qui parlent anglais.

Saint-Pétersbourg est la capitale culturelle de la Russie; nous avons le musée de l'Ermitage, l'un des plus riches du monde; ainsi que plus de 100 théâtres différents, dont le célèbre Ballet Russe. Je vous conseille de réserver plusieurs jours pour pouvoir flâner dans les rues de Saint- Pétersbourg.

Nous vous invitons à participer au Congrès

Des ateliers d'imagerie électrophotonique Bio-Well auront lieu après le Congrès.

Pour plus d'informations, veuillez-vous adresser à
info@sis-congress.com

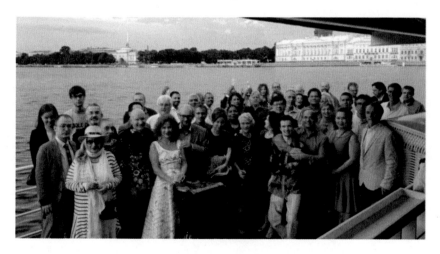

Made in the USA
Middletown, DE
26 November 2021

53330321R00166